ER Facts Made Incredibly Quick!

急诊救治
轻松速查

（原著第2版）

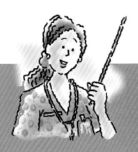

主　　编　[美] Joyce Foresman-Capuzzi

主　　译　尹 文 黄 杨

副 主 译　王玉同　赵　威　李俊杰　杨　婧

译　　者　（按姓氏笔画排序）

马　妮　王　蕾　王倩梅　艾美梅

史小飞　冯　婷　冯筑生　朱朝娟

刘　健　刘传明　刘善收　吴　林

张　莉　张松涛　张俊杰　张燕群

陈继军　虎晓岷　赵　鹏　段楚君

贾文元　徐云云　樊菲菲

译者单位　空军军医大学第一附属医院急诊科

世界图书出版公司

西安　北京　广州　上海

图书在版编目 (CIP) 数据

急诊救治轻松速查：原著第 2 版 /（美）乔伊斯·福尔斯曼·卡普齐（Joyce Foresman-Capuzzi）主编；尹文，黄杨主译 . —西安：世界图书出版西安有限公司，2022.10
书名原文：ER Facts Made Incredibly Quick！（Second Edition）
ISBN 978-7-5192-7363-7

Ⅰ . ①急… Ⅱ . ①乔… ②尹… ③黄… Ⅲ . ①急诊—诊疗 Ⅳ . ① R459.7

中国版本图书馆 CIP 数据核字（2022）第 174760 号

书　　名	**急诊救治轻松速查**（原著第 2 版） JIZHEN JIUZHI QINGSONG SUCHA （YUANZHU DI 2 BAN）
主　　编	[美] Joyce Foresman-Capuzzi
主　　译	尹　文　黄　杨
责任编辑	杨　莉　刘　倩
装帧设计	绝色设计
出版发行	**世界图书出版西安有限公司**
地　　址	西安市锦业路 1 号都市之门 C 座
邮　　编	710065
电　　话	029-87214941　029-87233647（市场营销部） 029-87234767（总编室）
网　　址	http://www.wpcxa.com
邮　　箱	xast@wpcxa.com
经　　销	新华书店
印　　刷	西安雁展印务有限公司
开　　本	880mm×1230mm　1/32
印　　张	9
字　　数	200 千字
版次印次	2022 年 10 月第 1 版　2022 年 10 月第 1 次印刷
版权登记	25-2022-143
国际书号	ISBN 978-7-5192-7363-7
定　　价	116.00 元

医学投稿　xastyx@163.com ‖ 029-87279745　029-87279675
（如有印装错误，请寄回本公司更换）

■ 主编 /Clinical Editor

Joyce Foresman-Capuzzi, MSN, APRN, CCNS

■ 编者 /Contributing Clinical Editors

Lisa M. Eckenrode, DNP, RN, MBA, TCRN, NRP

John A. Capuzzi, BSN, RN, EMT-P

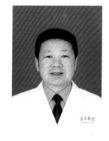

尹　文　主任医师，教授，博士生导师。空军军医大学第一附属医院急救中心主任，急诊医学教研室主任，党支部书记。

主要社会任职　中国急诊专科医联体副主席，中国医师协会急诊医师分会常务委员兼副总干事，全军急救医学专业委员会副主任委员，中华医学会急诊医学分会委员。中华医学会第四届医疗鉴定专家，国家卫生应急处置指导专家。陕西省医师协会急诊医师分会会长，陕西急诊专科医联体主席。

科研与学术成果　主持国家自然科学基金面上项目、省部级及其他各类科研项目20余项。参与制定国内急诊专家共识20余项。获得军队科技进步一等奖（3/15）1项，国家卫健委改善医疗服务示范个人，第三届"白求恩式好医生"提名奖，军队急救医学突出贡献奖，住培优秀专业基地主任，西安市卫生领域"西安之星"称号。发表SCI等学术论文300余篇，担任《中华急诊医学杂志》《创伤外科杂志》《中国急救医学》等杂志常务编委或编委。

■主译简介
Main translators

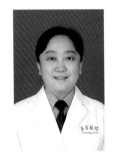

黄　杨　博士，副主任医师，副教授，硕士研究生导师。空军军医大学第一附属医院急救中心副主任。

主要社会任职　中国人民解放军第十届急救医学专业委员会中毒学组副组长，中华医学会急诊医学分会危重病质量管理学组委员，中国医师协会整合医学医师分会整合急救医学专业委员会常务委员，陕西省急诊医学会委员及青年委员会副主任委员。

科研与学术成果　承担国家自然科学青年基金1项，省部级基金2项，空军军医大学第一附属医院（原西京医院）助推计划2项。参与军队科技进步二等奖、三等奖项目各一项。发表国内外论文30余篇，主编或参编各类教材6部，担任《中国急救医学》《临床误诊误治》杂志编委。

译者序
Preface

随着社会发展水平的不断提高，近年来自然灾害与突发事故的发生率也逐年攀升。急诊科作为医院紧急救治的首要科室，是社会医疗体系不可或缺的组成部分。面临灾祸时，如何有效且及时地抢救患者，提高救治率，是急诊科全体医护人员最主要的责任与义务。

现场急救是一场时间博弈，施救者只有把握现场急救的黄金时间，才能大幅提升患者的救治成功率。这不仅考验医护人员强大的心理素质，更考察其对急救知识的掌握及技能的应用。如何准确鉴别急症类型，进行预检分诊，判断治疗手段，把握手术策略及指标等，是每一位急诊相关医疗工作者必须掌握的重要技能。此外，由于突发事故的时间地点不确定，对未从事医疗工作的公众开展急救知识普及也非常必要。

随着急诊救治理念和专业技术的不断进步，各类急救诊疗的规范化问题也备受重视。近年来，国内外发布了大量急诊救治相关指南及书籍，大力推动了急诊救治的规范化诊疗。

ER Facts Made Incredibly Quick！于2018年再版，主编是Joyce Foresman-Capuzzi博士。本书是急诊科及重症监护室医护人员必不可少的临床工具书，不仅可以帮助他们补充和强化急诊护理专业知识，而且可以为医护工作者提供即时的护理方式参考和临床支持。其涵盖内容广泛，包含急诊分诊、创伤评估、ACLS算法、心电图判读、血流动力学监测，以及多种创伤治疗、

呼吸困难、枪伤等的关键处理步骤。借助色彩鲜明的选项卡和加宽页面，便于医护人员快速浏览所需条目、参数和内容，紧抓急诊救治黄金时间；条目清晰，布局简洁，查阅方便，可为非医疗工作者普及简单实用的急救知识。

本书在翻译过程中力求忠于原著，准确传递作者的观点，但由于水平有限，翻译过程中难免存在错误之处，恳请读者不吝批评指正。

尹 文 黄 杨

2022 年 8 月

分诊，灾难，神经，疼痛，呼吸，心血管，消化／泌尿，肌肉骨骼，皮肤，心理健康，自杀，老年人，生命体征，温度换算，创伤

化学检测，肿瘤学检测，血液检查，抗生素水平检测，尿液检测，心肌标志物，实验室检查危机值，动脉血气分析，脑脊液分析

计算／换算，体表面积，输血，输液速率，镇痛剂，中央静脉接入装置，端口，治疗监测，解毒剂

心肺复苏，基础生命支持，除颤，心脏电复律，起搏器，传导，心率，节律判读

呼吸机，心电图波形，12/18导联心电图，心脏导联，血流动力学，艾伦试验，中心静脉压，肺动脉压力测定，颅内压，适度镇静，腹内压

头颅外伤，脊髓损伤，脑卒中，溶栓治疗，癫痫发作，呼吸系统疾病，胸痛，腹痛，心力衰竭，休克，烧伤，骨折，输血，糖尿病非酮症高渗综合征／糖尿病酮症酸中毒，精神病急症

老年人，儿童，产妇和新生儿，法医学，人文差异，西班牙语，脑死亡，生化武器暴露，工具

评　估

实验室检查

药物和静脉注射

开放气道、人工呼吸和人工循环

监　测

管理和分类

特殊情况

郑重声明

本书提供了相关主题准确及权威的信息。由于医学是不断更新并拓展的领域，因此相关实践操作、治疗方法及药物都有可能会改变，建议读者审查相关主题的最新信息，包括产品的制造商、建议剂量、配方、方法和疗程、不良反应及相关措施。作者、编辑、出版者或经销商不对书中的错误或疏漏以及应用其中信息产生的任何后果负责，关于出版物的内容不作任何明确或暗示的保证。作者、编辑、出版者和经销商不承担由本出版物所造成的任何人身或财产损害责任。

■目 录
Contents

第 1 章 评 估

第 2 章　实验室检查

第3章　药物和静脉注射

第4章 开放气道、人工呼吸和人工循环

第 5 章 监 测

第 6 章 管理和分类

第 7 章　特殊情况

第 1 章

评 估

Assessment

分 诊

分诊是一种收集患者相关信息的同时对其疾病严重程度进行分类和排序的方法。分诊方法应规范、有效、可靠。美国急诊护士协会（ENA）和美国急诊医师学会（ACEP）共同采用五级量表进行分诊，如急诊严重指数（ESI）。ESI根据患者的疾病严重程度和现有的医疗资源对患者进行分组，一级需要立即抢救，五级紧急程度最低。

分诊概述

急诊护士首先应确定患者生命的直接威胁或严重疾病的高风险因素，然后进行简要的初步评估。疾病严重程度根据不同的评分系统分为3类，分别是三级、四级和五级严重程度系统。ENA和ACEP推荐使用经过验证的五级严重程度系统进行分诊，如ESI。

确定严重程度 / 等级

◢ 三级严重程度系统

级别	严重程度	治疗与再次评估时间	症状举例
1级	紧急且致命	立即	呼吸窘迫，昏迷
2级	紧急	20min~2h	非心源性胸痛，严重腹痛
3级	非紧急	2~4h	扭伤，耳痛

◢ 五级严重程度系统

ESI（急诊严重指数）计算方法（第4版）

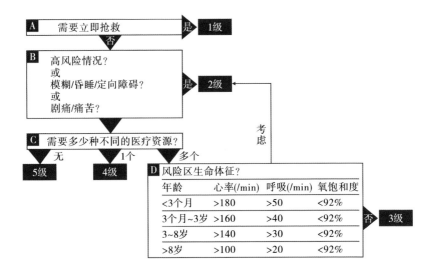

初步评估

项目	评估	干预措施
A 气道，同时保护颈椎	·气道通畅	·打开气道，确保颈部居中并保持稳定；使用托颌法清除气道异物
B 呼吸	·呼吸（频率、深度、受力程度） ·呼吸音 ·胸壁运动和胸部损伤 ·气管位置差（居中或偏移）	·吸氧 ·使用气道辅助装置 [口咽或鼻咽导管、气管插管（ET）、咽通气、环甲膜切开术] ·需要时吸痰 ·治疗危及生命的疾病
C 循环	·脉搏和血压 ·出血或渗血 ·毛细血管充盈时间，皮肤和黏膜颜色 ·心律	·实施心肺复苏、药物治疗、电除颤或同步心脏电复律 ·使用直接压力或充气装置控制出血 ·建立经静脉 / 骨髓腔通路并给予液体治疗（等渗液体和血液） ·治疗危及生命的疾病
D 功能丧失	·评估神经系统功能，包括局部神经损伤，瞳孔对光反射，运动和感觉功能	·判断神经系统状态变化的原因，必要时给予干预措施
E 暴露和环境	·患者受到的伤害和环境暴露情况（极冷或极热）	·为低体温患者采取保暖等升温措施，对高热患者降温治疗

主观评估

- 患者主诉。
- 当前疾病／外伤的简要病史（现病史）：
- 症状描述；
- 诱发事件；
- 症状持续时间；
- 疼痛评估；
- 受伤机制（MOI）；
- 减轻症状的尝试。
- 重要的既往病史（PMH）：
- 当前疾病；
- 末次月经；
- 吸烟史；
- 当前用药；
- 过敏史；
- 免疫状态；
- 药物滥用史。

以下记忆卡可提醒评估人员在二次评估中应该询问患者的问题。

◤ 主观数据

PQRSTT 助记符

P 诱发 / 缓解（provocative/palliative）：症状诱因？缓解方式？

Q 质量 / 数量（quality/quantity）：感觉如何？多久发作一次？（患者用自己的语言描述）。

R 部位 / 放射（region/radiation）：在什么部位？向哪里放射？

S 严重程度（severity）：将严重程度分为 1~10 级。

T 时间（time）：症状持续了多久？以前是否发生过？

T 治疗（treatment）：在送达急诊室之前接受过哪些治疗？

◤ 客观数据

SAMPLE 助记符（病史）

S 症状和体征（signs and symptoms）。

A 过敏史（allergies），如有，应记录反应。

M 用药史（medications；包括非处方药、中草药、维生素）和近期使用剂量。

P 既往史和手术史（past medical and surgical history）。

L 末次膳食（last meal）。

E 导致受伤的事件经过（events leading to injury）。

◤ 其他信息

- 接种史（如儿童）或末次破伤风类毒素注射情况（如成人）。
- 初级保健医师。
- 身高和体重。
- 末次月经日期（女性）。
- 到达急诊室的方式。
- 最喜欢的称谓 / 患者本人对自己性取向的认知。
- 虐待史：毒品、酒精、性伴侣。
- 出国旅行史，包括时间和地点。

灾难分诊

灾难和大规模伤亡分诊适用于患者数量超过救护资源且无法进行有效典型分诊的情况。针对成人患者的 START（简单分诊和快速治疗）以及针对儿童患者的 JumpSTART 是典型的灾难分诊方法。

◢ START 成人分诊法

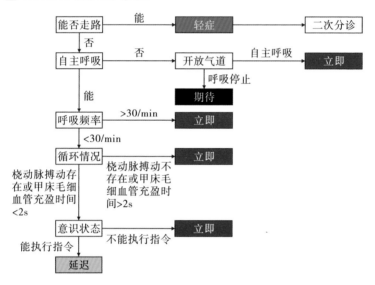

期待
• 根据受伤的严重程度和（或）可获得的救护资源患者不太可能存活。
• 应给予药物治疗以缓解疼痛。

立即
• 立即进行干预和转运。
• 须在数分钟内就医才能存活（最多 60min）。
• 气道、呼吸和循环功能受损。

延迟
• 转运会被延迟。
• 存在严重和潜在的生命威胁，但预计在数小时内病情不会明显恶化。

轻症
• 轻伤。
• 病情在数天内不会恶化。
• 能够自救——"可行走的伤员"。

◢ JumpSTART 儿童 MCI 分诊 *

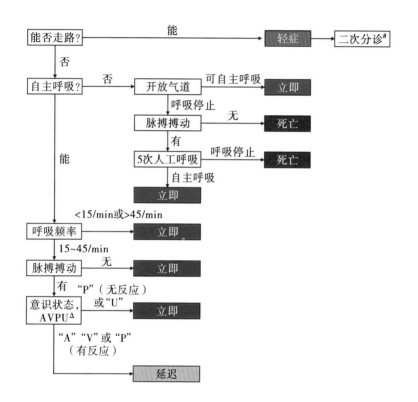

* JumpSTART 分诊法适用于儿童
# 对于婴儿首先使用完整的 JS 表格进行二次分诊
AVPH：创伤警觉量表，详见第 13 页

特殊人群分诊

儿 童

因儿童对疾病易感且病情有可能快速恶化，所以需要在以下方面给予特别关注：

- 与年龄相符的生命体征检测值。
- 生长发育值。
- 常见的儿科疾病或伤害。
- 儿童评估三角。

老年人

65岁以上的老年人也有病情快速恶化的风险，他们可能同时患有可以改变评估结果的并发症。注意：老年人出现评估结果异常的原因不仅是年龄的增长！

老年患者可能存在以下情况：

- 心脏储备功能降低。
- 疼痛感下降。
- 气道保护功能减弱。
- 对感染的抵抗力降低。
- 体温调节能力较弱。
- 记忆力短期减退。

孕 妇

对所有育龄期女性都要考虑怀孕的情况。病史采集应包括末次月经时间。需注意是否存在孕妇亲密伴侣暴力事件。必须立即干预的情况包括：临产、先兆子痫、孕晚期出血（胎盘早剥或前置胎盘）及异位妊娠破裂。

主观病史

- 生育史（怀孕、生产或流产史）。
- 预产期。
- 胎儿数量。
- 已知妊娠相关情况。

客观病史

- 胎儿心率：正常为 120~160/min。
- 胎儿活动情况。
- 宫缩（持续时间和频率）。
- 临产征兆。

分诊记录

　　分诊评估和严重程度分级的记录须清晰、简明和完整。大多数医院都采用制式表格或电子病历进行记录，需要包括以下重要内容：

- 患者姓名。
- 患者喜欢的称谓。
- 入院的日期和时间。
- 到达方式。
- 分诊询问时间。
- 患者年龄。
- 院前干预措施。
- 急救措施。
- 过敏史。
- 出国旅行的时间和地点。
- 免疫状况。
- 文化评估，包括使用的语言。
- 目前所用药物，包括所有非处方药、中草药和顺势疗法药物。

- 生命体征。
- 疼痛程度。
- 主诉。
- 评估结果。
- 病史。
- 是否有亲密伴侣暴力情况。
- 末次月经日期（育龄女性）。
- 末次破伤风类毒素注射情况。
- 跌倒风险。
- 分诊严重程度分级。
- 诊断测试开始时间。
- 护理干预措施。
- 重新评估和分诊时间。
- 虐待史：毒品、酒精、亲密伴侣。

症状评估

询问患者以识别困扰他（她）的症状

形成第一印象，患者的情况是否提醒你有紧急情况？

是 / 否

采集简要病史，搜集更多的线索	收集全面的病史以了解患者的病情。询问他（她）相关的症状或体征

进行一次有针对性的体格检查，以快速确定患者病情的严重程度	对患者进行全面的检查，评估主要体征或症状，并发现其他体征和症状

评价你的发现，是否有紧急体征或症状？

是 / 否

根据发现对病情已稳定患者进行适当的干预。立即通知医生评估结果并执行医嘱	评估发现的情况以考虑可能的病因

患者病情稳定后，回顾发现的情况，考虑可能的原因	制订适当的护理计划

AVPU 量表

A：**警觉**（alert），患者警觉，无需刺激。

V：**声音**（verbal），患者仅对语言刺激有反应。

P：**疼痛**（pain），患者仅对疼痛刺激有反应。

U：**无反应**（unresponsive），患者对任何刺激均无反应。

脊神经支配分布图

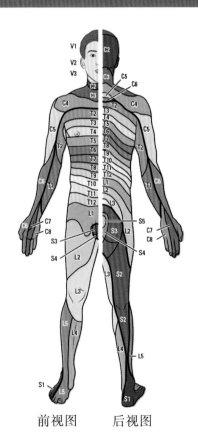

前视图　　后视图

意识障碍阶段

下表显示了意识障碍的六个阶段。警觉的患者对声音有反应，表现出有目的的动作和适当的自发活动。

阶段	临床表现
意识模糊	·丧失快速和清晰思考的能力 ·判断和决策能力受损
定向障碍	·开始发现意识丧失 ·对时间的定向障碍逐渐发展到对方向的定向障碍 ·记忆力减退 ·缺乏对自我的认知（最后阶段）
嗜睡	·自发运动或言语受限 ·容易被正常的言语或触摸唤醒 ·可能会出现时间、地点或人的定向障碍
反应迟钝	·清醒状态轻度至中度减少 ·对环境的反应有限 ·无需语言或触觉刺激即可轻松入睡 ·对问题的反应很慢
昏睡	·深度睡眠或无反应状态 ·难以清醒（仅对剧烈和反复刺激产生肢体或言语反应） ·对刺激退缩或抓取反应
昏迷	·对外部环境或刺激无肢体或言语反应 ·对深度疼痛等有害刺激无反应 ·任何刺激均不能唤醒

脑神经

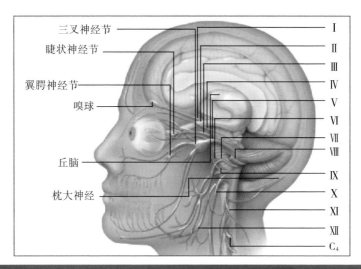

三叉神经节	I
睫状神经节	II
	III
翼腭神经节	IV
嗅球	V
	VI
	VII
	VIII
丘脑	IX
	X
枕大神经	XI
	XII
	C₄

瞳孔大小分级

脑神经功能

Ⅰ（嗅神经）：嗅觉。

Ⅱ（视神经）：视觉。

Ⅲ（动眼神经）：眼外运动，瞳孔收缩，提上眼睑，晶状体改变。

Ⅳ（滑车神经）：眼球向内向下运动。

Ⅴ（三叉神经）：咀嚼，角膜反射，面部和头皮感觉。

Ⅵ（外展神经）：眼球向外运动。

Ⅶ（面神经）：前额，眼睛和口周的表情，味觉。

Ⅷ（听神经）：听力和平衡。

Ⅸ（舌咽神经）：吞咽，流涎和味觉。

Ⅹ（迷走神经）：吞咽，窒息反射，说话，咽喉和腹部内脏的感觉。

Ⅺ（副神经）：肩部运动和头部旋转。

Ⅻ（舌下神经）：舌运动。

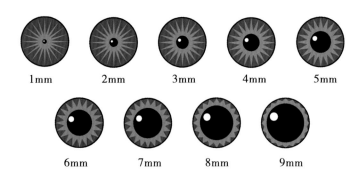

| 1mm | 2mm | 3mm | 4mm | 5mm |

| 6mm | 7mm | 8mm | 9mm |

巴宾斯基（Babinski）反射

　　如左下图所示，用指甲或其他中等尖锐的物品由脚后跟向前轻划足底外侧边缘，通常会引起所有脚趾屈曲（即巴宾斯基阴性反射）。如右下图所示，在巴宾斯基反射阳性时，大脚趾背屈同时其他脚趾呈扇形散开。巴宾斯基反射阳性在成年人中是病理性的，提示存在中枢神经系统损伤；在婴儿中属于正常反射，会随着神经系统的成熟而退化，大约在两岁时完全消失。

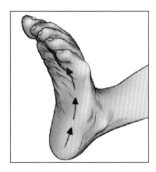

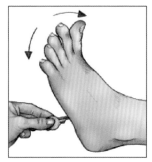

布鲁津斯基征（Brudzinski 征；简称布氏征）和克尼格征（Kernig 征；简称克氏征）阳性提示存在脑膜炎。具体检查方法如下。

■ Brudzinski 征（布氏征）

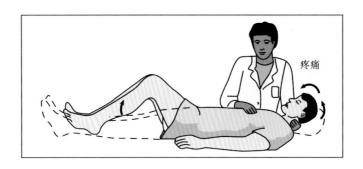

患者仰卧，检查者将手放在患者后颈下，将其头部向前弯曲，使患者下巴贴胸。当头部前屈时，若双侧脚踝、膝盖和臀部同时不自主屈曲，则为布氏征阳性。患者的典型症状是当颈部弯曲时，通常会感到疼痛。

神经系统症状（续）

■ Kernig 征（克氏征）

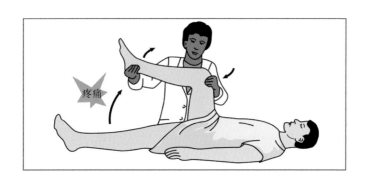

患者仰卧，检查者将患者的一侧髋、膝关节屈曲成直角。然后用一只手固定膝关节，另一只手将小腿尽量上抬，使膝关节伸直。如果患者出现伸膝受限，伴有疼痛和屈肌痉挛，则为克氏征阳性。

■ Battle 征（又称乳突瘀斑）

患者皮肤出现变色现象，通常是瘀斑。耳后乳突部位皮肤青紫常与基底部颅骨骨折有关。

■ 浣熊眼征

患者眼眶周围有瘀斑常表明基底部颅前窝骨折。

格拉斯哥昏迷评分量表（改良版）

　　该表评分越低表示即将发生神经系统损伤的风险越大。将每个类别中获得最佳回应的分数相加即可获得总分数。这三个类别中的最佳回应总分为 15 分。一种记忆 E4V5M6 的方式是"我的超值大餐的价格是 4.56 美元（My Extra Value Meal Costs ＄4.56）"。

项目	患者反应	得分
睁眼反应 (Eye opening, E)	自发睁眼	4
	言语呼唤时睁眼	3
	疼痛刺激时睁眼	2
	任何刺激无睁眼反应	1
语言反应 (Verbal response, V)	能准确回答时间、地点、人物等定向问题	5
	能说话，但不能准确回答时间、地点、人物等定向问题	4
	对答不切题	3
	言语模糊不清，字音难辩	2
	对任何刺激无语言反应	1
运动反应 (Motor response, M)	按指令动作	6
	对疼痛刺激能定位	5
	对疼痛刺激有肢体退缩反应	4
	疼痛刺激时肢体异常屈曲	3
	疼痛刺激时肢体异常伸展	2
	对疼痛刺激无反应	1
总得分		

格拉斯哥昏迷评分量表（改良版）（续）

成人	儿童	婴幼儿	得分
睁眼反应 (E)			
自发睁眼	自发睁眼	自发睁眼	4
呼唤时睁眼	呼唤时睁眼	呼唤时睁眼	3
疼痛刺激时睁眼	疼痛刺激时睁眼	疼痛刺激会睁眼	2
任何刺激无睁眼反应	任何刺激无睁眼反应	任何刺激无睁眼反应	1
语言反应 (V)			
能准确回答时间、地点、人物等定向问题	能说适当的单词和短语；说话有条理，可互动	适当的微笑、哭泣，发出咕咕声	5
能说话，但不能准确回答时间、地点、人物等定向问题	哭闹，但可以安慰；不正确的互动	烦躁，哭泣	4
对答不切题	对安慰反应异常，哭泣或尖叫	不恰当的哭泣或尖叫	3
言语模糊不清，字音难辨	呻吟	呻吟	2
对任何刺激无语言反应	对任何刺激无语言反应	对任何刺激无语言反应	1
运动反应 (M)			
按指令动作	可按指令吩咐动作	可按指令吩咐动作	6
对疼痛刺激能定位	对疼痛刺激定位反应	躲避触摸	5
对疼痛刺激有肢体退缩反应	躲避触摸	躲避疼痛	4
疼痛刺激时肢体过度屈曲	对疼痛刺激肢体异常屈曲	对疼痛刺激肢体异常屈曲	3
疼痛刺激时肢体过伸	对疼痛刺激肢体异常伸展	对疼痛刺激肢体异常伸展	2
对疼痛刺激无反应	对疼痛刺激无反应	对疼痛刺激无反应	1

格拉斯哥昏迷评分量表（改良版）（续）

项目	患者反应	得分
睁眼反应 (E)		
语言反应 (V)		
运动反应 (M)		
总得分		

去大脑强直姿势和去皮质强直姿势

◤ 去大脑强直姿势

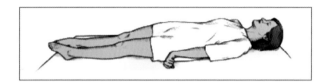

　　去大脑强直姿势表现为手臂收起并伸展，腕部旋前，手指弯曲，腿僵硬地伸展，脚底弯曲。该姿势是由上脑干受损导致中脑损伤的重要体征。

◤ 去皮质强直姿势

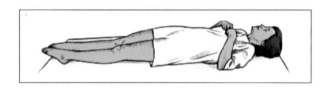

　　去皮质强直姿势表现为手臂收起并弯曲，手腕和手指在胸部弯曲，腿僵硬伸展并向内部旋转，伴有足跖反射。该姿势是由一或两个皮质脊髓束受损导致。

腱反射强度分级

0　腱反射消失。

+　腱反射存在但减弱。

++　腱反射正常。

+++　腱反射活跃，但不一定异常。

++++　腱反射过度活跃或阵挛（骨骼肌不自主收缩和松弛）。

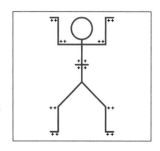

颅内压增高

◪ 库欣三联征

　　库欣三联征是颅内压（ICP）增高的指标，主要包括血压升高、心动过缓、呼吸不规则三大症状。

	早期征象	晚期征象
意识水平 (Level of Consciousness)	·需要增加刺激 ·轻微定向障碍 ·躁动和焦虑 ·突然安静	·无法唤醒
瞳孔 (Pupils)	·瞳孔变化 ·一个瞳孔收缩但随后扩张 　（单侧虹膜痉挛） ·两侧瞳孔对光反射迟钝 ·瞳孔不等大	·瞳孔固定并扩大或"散大"
运动反应 (Motor response)	·突然虚弱 ·运动状态改变 ·旋前肌正移位 　（手掌向上，单手旋前）	·极度虚弱
生命体征 (Vital signs)	·血压升高	·收缩压升高，严重心动过缓，呼吸异常

疼痛评估
PQRSTT 助记卡

◢ PQRSTT 助记卡

PQRSTT 助记卡是评估疼痛的有效工具：

P 诱因 / 位置（Provokes/Point）：是什么引起或加剧疼痛？怎样能缓解？指出疼痛部位。

Q 性质（Quality）：感觉如何？剧痛？钝痛？刺痛？烧灼痛？压痛？

R 放射 / 减轻（Radiation/Relief）：疼痛部位在哪里？放射到哪里？如何缓解？

S 严重程度（Severity）：用 1~10 级来评估疼痛的严重程度（或根据患者的情况使用其他的疼痛评估量表）。

T 时间（Time）：疼痛何时开始？持续了多久？

T 治疗（Treatment）：哪些方法可以缓解？

◢ 其他问题

- 深呼吸时会引起疼痛吗？
- 在疼痛开始时你是否进行了某种活动？
- 是否有疼痛史？如果有，当前的痛苦与以往相同还是不同？
- 最近受过伤吗？
- 与疼痛有关的其他症状，如恶心和呕吐。
- 是否对生活方式产生影响，如食欲、睡眠、人际关系、情绪和工作？
- 是否有药物或其他过敏反应？
- 有阿片类 / 麻醉药物长期使用史吗？

数字疼痛评分量表

数字疼痛评分量表可以帮助患者量化疼痛。让患者选择一个从 0（无痛）到 10（可以想象到的最严重的疼痛）的数字来反映当前的疼痛水平。患者可以在量表上圈出相应数字，也可以说出最能描述自己痛苦水平的数字。

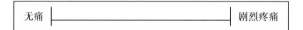

视觉模拟评分量表

使用视觉模拟评分量表（VAS）时让患者在量表上做一个标记，指示当前的疼痛程度。

无痛 |————————————————| 剧烈疼痛

Wong-Baker 面部表情疼痛评分量表

存在语言障碍的儿童或成人可能无法表达自己的痛苦，在这种情况下，可使用疼痛强度量表（下图），要求患者选择最能代表其疼痛严重程度的面部表情，评分范围为 0~10 分。

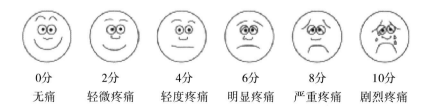

| 0分 | 2分 | 4分 | 6分 | 8分 | 10分 |
| 无痛 | 轻微疼痛 | 轻度疼痛 | 明显疼痛 | 严重疼痛 | 剧烈疼痛 |

Hockenberry MJ, Wilson D, Winkelstein ML. Wong's essentials of pediatric nursing. 7th. St. Louis: Mosby, 2005: 1259.

FLACC 疼痛评分量表（用于婴儿和无法沟通的患者）

FLACC 疼痛评分量表

标准	0 分	1 分	2 分
面部表情 （Face）	没有特别的表情或笑容	偶尔做鬼脸或皱眉，沉默寡言，冷漠	频繁皱眉，咬紧下颌，下巴抖动
腿部 (Legs)	正常体位或放松状态	不安，焦躁，紧张	踢腿或拉腿
活动 (Activity)	静躺，姿势正常，活动自如	急促不安，来回移动，紧张	身体蜷缩、痉挛或抽搐
哭闹 (Cry)	不哭闹（醒着或睡着）	呻吟或呜咽，偶尔叹息	持续哭闹、尖叫或抽泣，频繁呻吟
可安慰性 (Consolability)	满足，轻松	可通过偶尔抚摸、拥抱或"交谈"分散注意力，使其安心	难以安慰或安抚

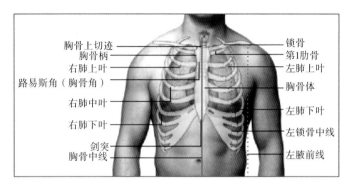

胸骨上切迹
胸骨柄
右肺上叶
路易斯角（胸骨角）
右肺中叶
右肺下叶
剑突
胸骨中线

锁骨
第1肋骨
左肺上叶
胸骨体
左肺下叶
左锁骨中线
左腋前线

前视图

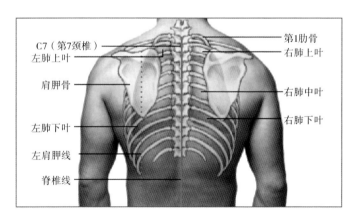

C7（第7颈椎）
左肺上叶
肩胛骨
左肺下叶
左肩胛线
脊椎线

第1肋骨
右肺上叶
右肺中叶
右肺下叶

后视图

呼吸系统评估

视诊	胸廓外形,气管位置,胸部对称性,皮肤状况,鼻翼扇动,肋间肌,呼吸频率和模式,发绀,杵状指
触诊	捻发音,疼痛,触觉语颤,疤痕,肿块,病变,溃疡,胸壁对称和扩张
叩诊	共振(正常),超共振,浊音,鼓音
听诊	正常肺有四种呼吸音:气管呼吸音、支气管呼吸音、支气管肺泡呼吸音和肺泡呼吸音

听诊顺序

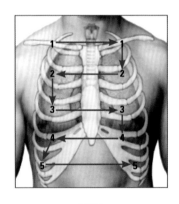 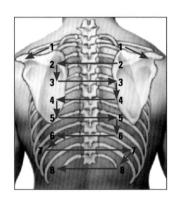

前面　　　　　　　　　　　后面

正常呼吸音

呼吸音	性质	位置
气管呼吸音	刺耳,高调	气管上
支气管呼吸音	强度大,音调高	紧邻气管
支气管肺泡呼吸音	中等响度和音调	胸骨旁
肺泡呼吸音	轻柔,低沉	大部分肺野

异常呼吸音

声音	特点
爆裂声	轻微的爆裂声、间歇性非音乐声——像头发在一起摩擦——在吸气或呼气时可听到
胸膜摩擦音	低沉的、连续的、浅浅的、吱吱作响的或像砂纸摩擦的声音——在吸气和呼气时可听到
干啰音	低沉的鼾声,主要在呼气时听到,但在整个呼吸周期也可听到
喘鸣音	吸气时听到的音调高、响亮的干啰音;颈部比胸壁的声音更大
喘息音	高音调、类似音乐或口哨声,主要在呼气时听到,有时也可在吸气时听到

心血管系统
心血管系统评估

◢ 视 诊

- 除心尖最强搏动点（PMI）外，看不到任何搏动。
- 胸壁的 4 个瓣膜区无明显的抬举、隆起或回缩。

◢ 触 诊

- 无明显的震动或颤动。
- 无明显的抬举或隆起。
- 除 PMI 和上腹部外，看不到任何搏动。

◢ 血管触诊

- 注意皮肤温度、质地和是否肿胀。
- 毛细血管充盈时间不超过 2s。
- 脉搏的节奏和强度应该规则。

4+：临界	3+：增强	2+：正常
1+：弱	0：消失	

◢ 听 诊

- 第一心音（S_1），在第 2 肋间、胸骨右侧边缘（主动脉），最好用隔膜听诊器听诊。
- 第二心音（S_2），在第 2 肋间、胸骨左侧边缘（肺动脉），最好用隔膜听诊器听诊。
- 第三心音（S_3），在第 4~5 肋间、胸骨左侧边缘（三尖瓣），最好用钟形听诊器听诊。
- 额外心音（S_4），在第 5 肋间、锁骨中线（二尖瓣），最好用钟形听诊器听诊。

心音听诊

听诊心音时，将听诊器放在下图所示的 4 个不同位置。正常的心音表示心脏周期中的活动，如心脏瓣膜关闭的声音，并传导到胸壁的特定区域。听诊部位是通过心脏瓣膜的名称来识别的，但它们并不位于瓣膜正上方，相反，这些部位位于血液流经心腔和瓣膜的路径上。

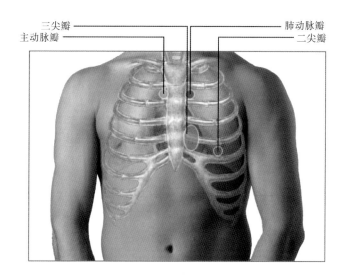

三尖瓣

主动脉瓣

肺动脉瓣

二尖瓣

识别心脏杂音

时期	特点和音调	位置	可能的原因
收缩中期（收缩期射血）	刺耳，粗糙，中高音	肺动脉瓣	肺动脉瓣狭窄
	刺耳，粗糙，中高音	主动脉和胸骨上切迹	主动脉瓣狭窄
全收缩期（全收缩期杂音）	刺耳的高音	三尖瓣	室间隔缺损
	吹风式高音	二尖瓣，左侧胸骨下缘	二尖瓣关闭不全
	吹风式高音	三尖瓣	三尖瓣关闭不全
舒张早期	吹风式高音	左侧胸骨中缘（非主动脉区）	主动脉瓣关闭不全
	吹风式高音	肺动脉瓣	肺功能瓣关闭不全
舒张中期至晚期	低沉的隆隆声	心尖部	二尖瓣狭窄
	低沉的隆隆声	三尖瓣，右侧胸骨下缘	三尖瓣狭窄

心脏杂音分级

心脏杂音分为 I ~ VI 级，具体如下：
- I 级：几乎听不见的杂音。
- II 级：可以听到，但安静而柔和。
- III 级：音量适中，无冲击和震颤。
- IV 级：声音很大，伴有震颤。
- V 级：非常响亮，伴有明显震颤。
- VI 级：声音大到足以在听诊器接触胸部之前听到。

记录时，使用罗马数字作为分数的一部分，以 VI 作为分母，例如，将 III 级杂音记录为"III / VI 级"。

血压分级

2003 年，美国国立卫生研究院（NIH）发布了全国预防、检测、评估和治疗高血压联合委员会第七次报告（JNC7）。在第六次报告（JNC6）的基础上，JNC7 包括一个新的类别，即高血压前期，以及 2 级和 3 级高血压的结合。目前的分类为正常血压、高血压前期、1 期高血压和 2 期高血压。修订后的类别是根据初步筛选后单独访问的两次或两次以上的整数计算的，适用于年龄 ≥ 18 岁的成年人。

分类	收缩压		舒张压
正常血压	<120mmHg	和	<80mmHg
高血压前期	120~139mmHg	或	80~89mmHg
高血压 1 期 2 期	140~159mmHg ≥ 160mmHg	或 或	90~99mmHg ≥ 100mmHg

（1mmHg ≈ 0.133kPa）

静脉扩张评估

　　患者仰卧位，床头抬高 45°~90°（通常情况下，只有在患者平卧时静脉才会扩张）。找到路易斯（Louis）角（即胸骨切迹），触诊锁骨与胸骨（胸骨上切迹）连接处。检查者将拇指和食指放在患者胸骨上切迹上，然后不要从皮肤上抬起手指，而是滑向胸骨，直到感觉到一个骨性突起——路易斯角。

　　检查者找到颈内静脉并用手电筒照射患者颈部，以产生突显静脉搏动的阴影。一定要明确区分颈静脉搏动和颈动脉搏动：手指轻按时静脉搏动消失，而动脉搏动持续。

　　沿静脉寻找可以看到脉搏跳动的最高点。用尺子测量该高点与胸骨切迹之间的距离，记录此距离以及床头抬高的角度。当呈 45° 角时，在胸骨切迹上方大于 3cm 或 4cm 处发现颈静脉则提示颈静脉怒张。

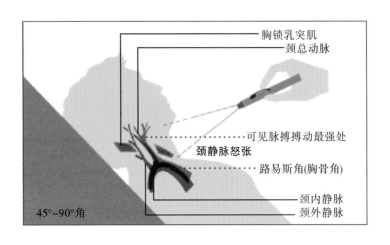

毛细血管再充盈

毛细血管再充盈是一种快速测试方法，用于检测流向组织的血流量。极端的温度，特别是寒冷，可能会影响检测结果。

正常：<2s
异常：>2s

脉冲分级

脉搏的节奏和强度应该是规律的。检查颈动脉、肱动脉、桡动脉、股动脉、腘动脉、胫后动脉和足背动脉的节奏和强度。并使用下面的数字标尺进行评分。

4+：临界	3+：增强	2+：正常
1+：弱	0：消失	

水肿分级

水肿是由体内过多的液体引起的。正常情况下按压身体的某个部位（通常是四肢）皮肤会立即恢复到原来的状态，如果按压时皮肤凹陷，称为凹陷性水肿。水肿程度由压痕深度决定，具体如下。

0 级	未观测到
+1 级	最小（<2mm）
+2 级	凹陷 2~4mm
+3 级	凹陷 5~8mm
+4 级	凹陷 >8mm

右上象限
· 肝右叶
· 胆囊
· 幽门
· 十二指肠
· 胰头
· 结肠肝曲
· 部分横结肠和升结肠

左上象限
· 肝左叶
· 胃
· 胰体
· 结肠脾曲
· 部分横结肠和降结肠

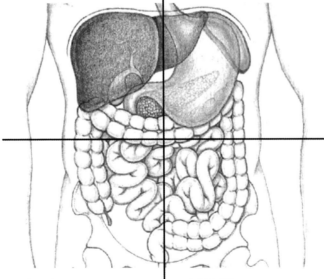

右下象限
· 盲肠和阑尾
· 部分升结肠

左下象限
· 乙状结肠
· 部分降结肠

消化系统与泌尿生殖系统评估

◢ 视　诊

- 消化系统（GI）：腹部对称性、形状和轮廓，肿块，隆起，瘀斑，条纹，静脉曲张，疤痕，蠕动波，肿胀，皮肤紧绷，反光。
- 泌尿生殖系统（GU）：尿道口有无炎症或分泌物。

◢ 触　诊

- 消化系统：腹部大小、形状和位置，主要器官压痛，肿块，积液。
- 泌尿生殖系统：肾脏和膀胱。

◢ 听　诊

- 消化系统：蠕动，腹腔内的血管和器官，肠鸣音（正常、减弱或亢进），杂音、静脉嗡嗡声或摩擦音。
- 泌尿生殖系统：肾动脉（在左、右上腹部象限内用钟形听诊器听诊）。

◢ 叩　诊

- 消化系统：鼓胀，浊音，腹部器官的大小和位置，液体和空气过度积聚。
- 泌尿生殖系统：肾敏感性，膀胱的位置和内容物。

注意： 如果患者有腹主动脉瘤或移植的腹部器官，切勿敲击腹部。

异常腹部听诊音

声音和描述	位置	可能的原因
肠鸣音		
过度活跃（与饥饿无关）	所有象限	腹泻、使用泻药或早期肠梗阻
不活跃，然后消失	所有象限	麻痹性肠梗阻或腹膜炎
高音调亢进的声音	所有象限	在扩张的肠道中处于紧张状态的肠液和空气
伴有腹部痉挛的高调金属声	所有象限	肠梗阻
收缩期血管杂音		
血管吹风声	腹主动脉上方	部分动脉阻塞或血液湍流
	肾动脉上方	肾动脉狭窄
	髂动脉上方	髂动脉闭塞
静脉嗡嗡声		
由充血的大血管中的血液流动产生的连续、中等音调的声音	上腹部和脐周	门静脉和全身静脉系统之间侧支循环增加，如肝硬化
摩擦音		
刺耳的嚓嚓音	肝脏和脾脏上方	肝包膜表面炎症

肌肉骨骼系统评估

◢ 视 诊

- 无明显畸形。
- 身体部位对称。
- 身体对称良好。
- 无不自主运动。
- 步态平稳。
- 所有肌肉和关节活动范围都没有疼痛。
- 关节或肌肉无肿胀或炎症。
- 双侧肢体长度相等，肌肉质量对称。

◢ 触 诊

- 肌肉形态正常，无肿胀或压痛。
- 双侧肌张力、肌力相等且对称。
- 无不自主收缩或抽搐。
- 双侧脉搏强度一致。

肌力分级

肌力分为 0~5 级，具体如下：

5/5	正常	患者通过全关节活动和全阻力对抗重力来移动关节
4/5	良好	患者可以完成阻力适中的全关节活动
3/5	一般	患者仅能对抗重力做关节全范围运动，但不能对抗阻力
2/5	较差	患者仅可以完成消除重力的全关节活动（被动运动）
1/5	很差	可以触摸到患者尝试肌肉收缩，但没有关节活动
0/5	无	没有肌肉收缩的证据

肌力测试

肱二头肌力量

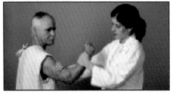

踝关节力量：足底屈曲

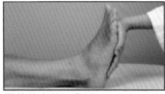

肱三头肌力量

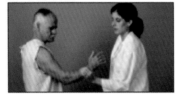

踝关节力量：背屈

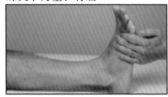

肌肉骨骼损伤的 6P

■ 疼痛（Pain）

询问患者是否感到疼痛。如果有疼痛，评估其位置、严重程度和性质。

■ 感觉异常（Paresthesia）

用打开的安全别针尖端接触受伤区域来评估患者的感觉丧失。感觉异常或感觉丧失表明神经血管受累。

■ 低温 [Polar(Poikilothermia)]

评估受伤肢体的温度，确定是否比其他肢体温度低。较冷的肢体提示组织血流量减少。

■ 瘫痪（Paralysis）

评估患者能否移动受伤区域。如果不能，可能存在神经或肌腱损伤。

■ 苍白（Pallor）

患者受伤侧苍白、变色和冰凉可能表明存在神经血管受损。

■ 脉搏（Pulse）

检查患者损伤部位远端脉搏。如果脉搏减弱或消失，则该区域的血液供应就会减少。

如果疼痛与损伤不匹配，考虑筋膜室综合征，见第189~190页。

皮肤评估

◢ 颜 色
- 瘀斑。
- 变色。
- 红斑。
- 苍白。
- 变暗。
- 黄疸。
- 发绀。

◢ 质 地
- 厚薄。
- 活动性。
- 粗糙或光滑。
- 脆性。

◢ 肿 胀
- 正常（挤压前臂皮肤后恢复正常形态）。
- 异常（恢复缓慢或皮肤呈帐篷状）。

◢ 湿 度
- 过度干燥或潮湿。
- 出汗。

◢ 温 度
- 全身 / 局部过冷或过热。

◢ 病 变
- 血管变化。
- 血管瘤。
- 毛细血管扩张。
- 瘀点。
- 紫癜。
- 瘀斑。
- 其他病变。

压疮分期

可以根据压力损害的特征来评估压疮分期，不同的分期反映了组织受累的解剖深度和程度。

疑似深部组织损伤

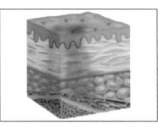

- 指压部位不可变白的持续深红色、红褐色或紫色改变。
- 完整或不完整的皮肤显示有黑色伤口创面或血性水疱。

Ⅰ期

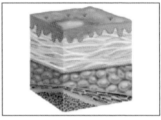

完整皮肤的非白化红斑

- 指压时发白的红斑或感觉、温度变化。
- 硬度变化可能先于视觉变化。

Ⅱ期

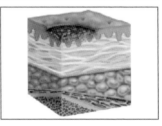

表皮或部分皮肤缺损

- 有生命力，粉红色或红色，潮湿，也可能以完整或破裂的充满血清的水疱出现。

- 不用于描述潮湿环境相关性皮炎（MASD），包括失禁相关性皮炎（IAD），损伤性皮炎（ITD），医用黏合剂相关皮肤损伤（MARSI），或者外伤（皮肤撕裂、烧伤、擦伤）。

◤ Ⅲ期压疮

全层皮肤缺损

- 溃疡和肉芽组织中可见脂肪，经常出现外皮（伤口边缘卷曲）。
- 可能存在潜行和窦道。
- 可见腐肉和（或）焦痂。

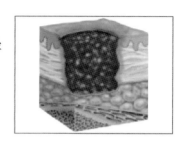

◤ Ⅳ期压疮

全层皮肤和组织缺损

- 伤口床中暴露或出现可触及的筋膜、肌肉、肌腱、韧带、软骨或骨骼。

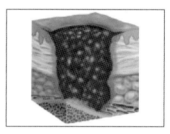

◤ 不可分期压疮

全层皮肤和组织缺损

- 溃疡内的组织因被腐肉或焦痂所掩盖，损伤程度无法确定。
- 如果去除腐肉或焦痂，将出现Ⅲ期或Ⅳ期压疮。

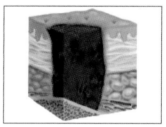

心理评估
心理健康评估

心理健康评估的目的是收集信息，以识别患者的心理社会问题、优势和关注点。这些信息将帮助照护者分析患者的心理、情绪和行为状态，并制订和评估治疗计划。

评估的基本要素包括：

- 主诉。
- 档案资料。
- 社会经济数据。
- 文化和宗教信仰。
- 个人史。
- 精神病史。
- 心理社会史。
- 家族史。
- 医疗和手术史。
- 用药史（现在和以前）。
- 精神状态评估。

精神状态评估是一种用于评估心理功能障碍和确定心理病理学原因的工具，其内容包括：

- 外表。
- 行为。
- 言语。
- 情绪和情感。
- 智力表现。
- 判断力。
- 洞察力。
- 感知力。
- 思维内容。

- 重度焦虑（企图自杀最常见的诱因）。
- 行为改变。
- 社交退缩和社交孤立。
- 与朋友和家人告别。
- 整理事务。
- 赠送贵重物品。

- 发送隐秘的自杀信息和死亡愿望。
- 表达明显的自杀想法（"我死了就好了"）。
- 描述自杀计划。
- 囤积药物。
- 谈论死亡和无力感。

自杀干预

- 保持沟通渠道畅通。
- 尽可能保持护理的连续性和最初护理人员的连贯性，以帮助患者保持与他人的情感联系，这是防止自杀的最佳方法。
- 确保环境安全，检查室内是否存在安全隐患，如暴露的管道、非安全玻璃窗户，以及通往屋顶或开放阳台的通道。
- 取出患者房间中的皮带、锐器（如剃刀、刀子、指甲锉和剪刀）、绳带、灯绳和玻璃。
- 每天24h持续观察患者，包括用餐和使用浴室期间。
- 允许接待医生批准的访客。观察患者与访客接触期间的状态。

年龄相关变化

▰ 肌肉骨骼系统

- 关节表面、韧带、肌腱和结缔组织的改变。
- 骨密度降低。
- 肌肉纤维的数量减少和尺寸缩小。
- 肌肉组织萎缩，被纤维组织取代。

▰ 呼吸系统

- 肺弹性回缩力减弱。
- 气道阻力增加。
- 肺活量降低。
- 胸壁顺应性降低。
- 气体交换减少。

▰ 心血管系统

- 血压升高。
- 每搏输出量减少。
- 心脏储备减少（应对压力的能力）。

▰ 皮肤系统

- 皮下脂肪减少。
- 结缔组织弹性降低。
- 汗液和皮脂腺丢失。

▰ 中枢神经系统

- 神经传导速度减慢。
- 反射反应速度和幅度减慢。
- 感觉活动减少。
- 肌神经传递减少。
- 肌肉收缩速度减慢。
- 姿势摇摆增加（导致平衡问题）。

生命体征

生命体征范围从新生儿到老年人各不相同，具体如下。

年龄	温度		脉搏	呼吸频率	血压
	（°F）	（℃）	（/min）	（/min）	（mmHg）
新生儿	98.6~99.8	37~37.7	100~160	30~50	73/45
3 岁	98.5~99.5	36.9~37.5	80~125	20~30	90/55
10 岁	97.5~98.6	36.4~37	70~110	16~22	96/57
16 岁	97.6~98.8	36.4~37.1	55~100	15~20	120/80
成人	96.8~99.5	36~37.5	60~100	12~20	120/80
老年人	96.5~97.5	35.8~36.4	60~100	15~25	120/80

温度换算

使用以下公式可将温度从华氏度（°F）转换为摄氏度（℃）或将摄氏度转换为华氏度。

（华氏度 −32）÷1.8= 摄氏度

（摄氏度 ×1.8）+ 32= 华氏度

创伤

创伤评估

◨ 危重创伤的分诊标准

生命体征和意识水平 (LOC)

- 收缩压 <90mmHg。
- 呼吸频率 <10/min 或 >29/min。
- 意识状态改变（AMS），昏迷。
- 格拉斯哥昏迷评分（GCS）（改良版）≤ 11 分。
- 改良创伤评分（RTS）<11 分。
- Pt 无事件回忆。

解剖学损伤

- 头部、肘部和膝盖近端以及颈部、躯干和四肢的穿透性损伤。
- 两个或多个长骨骨折。
- 连枷胸。
- 开放性 / 凹陷性颅骨骨折。
- 手腕 / 脚踝近端截肢。
- 瘫痪。
- 严重烧伤。
- 骨盆骨折。

机械损伤

- 从同一车辆内弹出。

- 在同一车辆内死亡。
- 救出时间 >20min。
- 机动车撞击速度（MVC）>40mph[*]。
- 侵入乘客车厢 >12in[#]。
- 车辆变形 >20in。
- MVC 涉及翻滚。
- 跌落 >20ft[△]（或儿童身高的 2 倍）。
- 行人被碾压或抛掷。
- 行驶或步行 >5mph。
- 机动车时速（MCA）>20mph，骑手从摩托车上摔下。

伴随疾病

- 怀孕。
- 既往疾病。
- 中毒。
- 出血性疾病。
- 年龄为 5 岁或 >55 岁。
- 极端环境。

---

[*] mph：英里 / 小时，1mph ≈ 1.61km/h

[#] in：英寸，1in ≈ 2.54cm

[△] ft：英尺，1ft=0.30m

初次创伤评估

◢ 气道管理与颈椎固定术

- 开放气道，用提下颌法开放气道进行脊柱固定。
- 评估是否有阻塞，并倾听呼吸音。
- 条件允许时抽吸以清除分泌物或碎片。
- 使用颈托。

◢ 呼吸和通气

- 呼吸：评估是否有呼吸及其频率、深度、质量和用力程度。
- 检查和触诊胸部是否有畸形、捻发音、连枷胸或开放性伤口。评估 JVD 和气管是否位于中线。
- 评估呼吸音。
- 如果呼吸不充分，使用气囊阀面罩和 100% 氧气辅助通气。

◢ 循环和出血控制

- 评估中心和远端脉搏的频率、质量和规律性。
- 按压止血，必要时使用止血带。
- 如果触摸不到脉搏，开始进行胸外心脏按压。

◢ 功能障碍评估

- 确定意识水平并计算格拉斯格昏迷评分（GCS）。
- 评估瞳孔（是否等大、形状、对光反射、圆形、反应性）并两侧对比。
- 评估神经和血管状况。

◢ 身体暴露 / 环境控制

- 脱掉患者衣服并给予保暖措施。
- 检查是否有损伤或杂物。
- 检查翻身并触诊后背皮肤。
- 测量直肠温度并评估括约肌张力。

二次创伤评估

- 评估生命体征、频率和趋势。
- 获取 SAMPLE 病史（见第 7 页）。
- 从头到脚进行评估。
- GCS（见第 19 页）。

◢ 创伤评分改良版（GCS + SBP + RR）

内容	结果	得分
呼吸频率（RR）	10~29/min	4
	>29/min	3
	6~9/min	2
	1~5/min	1
	无呼吸	0
收缩压（SBP）	>89mmHg	4
	76~89mmHg	3
	50~75mmHg	2
	1~49mmHg	1
	无	0
格拉斯格昏迷评分（GCS）	13~15 分	4
	9~12 分	3
	6~8 分	2
	4~5 分	1
	3 分	0
总得分		

第 2 章

实验室检查

Labs

综合代谢分析

项目	常用单位	国际单位
白蛋白	3.5~5g/dL	35~50g/L
碱性磷酸酶	45~115U/L	45~115U/L
丙氨酸氨基转移酶	男性：10~40U/L	男性：0.17~0.68μkat/L
	女性：7~35U/L	女性：0.12~0.60μkat/L
天冬氨酸氨基转移酶	12~31U/L	0.21~0.53μkat/L
总胆红素	0.2~1mg/dL	3.5~17μmol/L
血尿素氮（BUN）	8~20mg/dL	2.9~7.5mmol/L
Ca^{2+}	8.2~10.2mg/dL	2.05~2.54mmol/L
二氧化碳	22~26mmol/L	22~26mmol/L
Cl^-	100~108mmol/L	100~108mmol/L
肌酐	男性：0.8~1.2mg/dL	男性：62~115μmol/L
	女性：0.6~0.9mg/dL	女性：53~97μmol/L
葡萄糖	700~100mg/dL	3.9~6.1mmol/L
K^+	3.5~5mmol/L	3.5~5mmol/L
总蛋白	6.3~8.3g/dL	64~83g/L
Na^+	135~145mmol/L	135~145mmol/L

血脂检测

项目	常用单位	国际单位
总胆固醇	<200mg/dL	<5.18mmol/L
高密度脂蛋白（HDL）	≥60mg/dL	≥1.55mmol/L
低密度脂蛋白（LDL）	<130mg/dL	<3.36mmol/L
极低密度脂蛋白（VLDL）	<130mg/dL	<3.4mmol/L
甘油三酯	<150mg/dL	<1.7mmol/L

甲状腺功能检测

项目	常用单位	国际单位
T_3	80~200ng/dL	1.2~3nmol/L
游离 T_4（FT_4）	0.9~2.3ng/dL	10~30nmol/L
总 T_4（TT_4）	5~13.5μg/dL	60~165mmol/L
TSH	0.4~4.2mIU/L	0.4~4.2mIU/L

其他化学检测

项目	常用单位	国际单位
白蛋白 / 球蛋白	3.4~4.8g/dL	34~38g/dL
血氨	<50ng/dL	<36mmol/L
淀粉酶	26~102U/L	0.4~1.74μkat/L
阴离子间隙	8~14mmol/L	8~14mmol/L
直接胆红素	<0.5mg/dL	<6.8μmol/L
降钙素	男性：<16pg/mL	男性：<16ng/L
	女性：<8pg/mL	女：<8ng/L 性
Ca^{2+}	4.65~5.28mg/dL	1.1~1.25mmol/L
皮质醇	上午：7~25μg/dL	上午：0.2~0.7μmol/L
	下午：2~14μg/dL	下午：0.06~0.39μmol/L
C–反应蛋白（CRP）	<0.8mg/dL	<8mg/L
铁蛋白	男性：20~300ng/mL	男性：20~300μg/L
	女性：20~120ng/mL	女性：20~120μg/L
叶酸	1.8~20ng/mL	4.5~45.3nmol/L
γ–谷氨酰胺转移酶	男性：7~47U/L	男性：0.12~1.80μkat/L
	女性：5~25U/L	女性：0.08~0.42μkat/L
糖化血红蛋白（HbA1c）	4%~7%	0.04~0.07
同型半胱氨酸	<12μmol/L	<12μmol/L
Fe^{2+}	男性：65~175μg/dL	男性：11.6~31.3μmol/L
	女性：50~170μg/dL	女性：9~30.4μmol/L
铁结合力	250~400μg/dL	45~72μmol/L

其他化学检测（续）

项目	常用单位	国际单位
乳酸	0.5~2.2mmol/L	0.5~2.2mmol/L
脂肪酶	10~73U/L	0.17~1.24μkat/L
Mg^{2+}	1.3~2.2mg/dL	0.65~1.05mmol/L
渗透压	275~295mOsm/kg	275~295mOsm/kg
磷酸盐	2.7~4.5mg/dL	0.87~1.45mmol/L
前白蛋白	19~38mg/dL	190~380mg/L
尿酸	男性：3.4~7mg/dL	男性：202~416μmol/L
	女性：2.3~6mg/dL	女性：143~357μmol/L

有差异的全血细胞计数

项目	常用单位	国际单位
血红素 / 血红蛋白	男性：14~17.4g/dL	男性：140~174g/L
	女性：12~16g/dL	女性：120~160g/L
血细胞比容	男性：42%~52%	男性：0.42~0.52
	女性：36%~48%	女性：0.36~0.48
红细胞	男性：$(4.2{\sim}5.4)\times10^6/mm^3$	男性：$(4.2{\sim}5.4)\times10^{12}/L$
	女性：$(3.6{\sim}5)\times10^6/mm^3$	女性：$(3.6{\sim}5)\times10^{12}/L$
平均血红蛋白含量	26~34pg/cell	0.40~0.53fmol/cell
平均血红蛋白浓度	32~36g/dL	320~360g/L
平均红细胞体积	82~98mm^3	82~98fL
白细胞	4 000~10 000/（cell·mm^3）	$(4{\sim}10)\times10^9/L$
·中性杆状核粒细胞	0~5%	0.03~0.08
·嗜碱性粒细胞	0~1%	0~0.01
·嗜酸性粒细胞	1%~4%	0.01~0.04
·淋巴细胞	25%~40%	0.25~0.40
·单核细胞	2%~8%	0.02~0.08
·中性粒细胞	54%~75%	0.54~0.75
血小板	140 000~400 000/mm^3	$(140{\sim}400)\times10^9/L$

凝血功能检测

项目	常用单位	国际单位
活化凝血时间（ACT）	107 ± 13s	107 ± 13s
出血时间	3~6min	3~6min
D- 二聚体	<250μg/L	<1.37nmol/L
纤维蛋白原	200~400mg/dL	2~4g/L
INR*（治疗目标）	2.0~3.0	2.0~3.0
纤溶酶原	80%~130%	—
凝血酶原时间（PT）	10~14s	10~14s
部分凝血酶原时间（PTT）	21~35s	21~35s
凝血酶时间	10~15s	10~15s

其他血液检查

项目	常用单位	国际单位
红细胞沉降率	男性：0~22mm/h	0~10mm/h
	女性：0~29mm/h	0~20mm/h
丙酮酸激酶	2.8~8.8U/g Hb	46.7~146.7μkat/g Hb

*INR：国际标准化比值

抗生素峰值和谷值

药物	常用单位	国际单位
庆大霉素		
·峰值	4~8μg/mL	8.4~16.7μmol/L
·谷值	1~2μg/mL	2.1~4.2μmol/L
妥布霉素		
·峰值	4~8μg/mL	8.6~17.1μmol/L
·谷值	1~2μg/mL	2.1~4.3μmol/L
万古霉素		
·峰值	25~40μg/mL	14~27μmol/L
·谷值	5~10μg/mL	3.4~6.8μmol/L

输注完成后30min绘制峰值；在下次给药前立即绘制谷值

尿液检测

项目	结果
尿液分析	
·外观	清亮至轻微浑浊
·颜色	稻黄至暗黄
·pH值	4.5~8
·尿液比重	1.005~1.035
·葡萄糖	无
·尿蛋白	无
·尿红细胞	无或罕见
·尿白细胞	无或罕见
尿液渗透压	50~1 400mOsm/kg

心脏生物标记物

项目	常用单位	国际单位	初始评估时间	达峰值时间	恢复正常的时间
蛋白					
· 肌钙蛋白 I	<0.35μg/L	<0.35μg/L	4~6h	12h	3~10d
· 肌钙蛋白 T	<0.1μg/L	<0.1μg/L	4~8h	12~48h	7~10d
· 肌红蛋白	<55ng/mL	<55μg/L	2~4h	8~10h	24h
· 超敏 C-反应蛋白（Hs-CRP）	0.020~0.800mg/dL	0.2~8mg/L	—	—	取决于炎症程度
酶					
· CK	男性：55~170U/L 女性：30~135U/L	男性：0.94~2.89μkat/L 女性：0.51~2.3μkat/L	— —	— —	— —
· CK-MB	<5%	<0.05	4~8h	12~24h	72~96h
· 乳酸脱氢酶（LD）	140~280U/L	2.34~4.68μkat/L	2~5d	—	10d
激素					
· BNP*	<100pg/mL	<100ng/L	—	—	取决于心力衰竭严重程度

*BNP：脑钠肽

实验室检查危机值

项目	低值	高值
血清 Ca^{2+}	<6mg/dL（SI*：<1.5mmol/L）	>13mg/dL（SI：>3.2mmol/L）
CO_2	<10mmol/L（SI:<10mmol/L）	>40mmol/L（SI：>40mmol/L）
肌酐	—	>4mg/dL（SI：>353.6μmol/L）
血糖	<40mg/dL（SI：2.2mmol/L）	>300mg/dL（SI：>16.6mmol/L）
血红蛋白（Hb）	<8g/dL（SI：<80g/L）	>18g/dL（SI：>180g/L）
INR#	—	>3.0
二氧化碳分压（$PaCO_2$）	<20mmHg（SI：<2.7kPa）	>70mmHg（SI：>9.3kPa）
氧分压（PaO_2）	<50mmHg（SI：<6.7kPa）	—
血 pH 值	<7.2（SI：<7.2）	>7.6（SI：>7.6）
血小板计数	<50 000/mm³	>500 000/mm³
血清 K^+	<3mmol/L（SI：<3mmol/L）	>6mmol/L（SI：>6mmol/L）
凝血酶原时间（PT）	—	>14s（SI：>14s）；服用华法林者 >20s（SI：>20s）
部分凝血酶原时间（PTT）	—	>40s（SI：>40s）；肝素治疗者 >70s（SI：>70s）
血清 Na^+	<120mmol/L（SI：<120mmol/L）	>160mmol/L（SI：>160mmol/L）
白细胞计数	<2 000/mm³（SI：<2×10⁹/L）	>20 000/mm³（SI：>20×10⁹/L）

*SI：国际单位制；#INR：国际标准化比值

创伤的实验室检查

在初步评估中，许多患者遭受的创伤可能并不明显。实验室检查有助于识别和确认明显或隐匿的伤害，并对准确的创伤评估提供支持。初步考虑因素决定了血流动力学的稳定性。创伤的实验室检查可以与其他重要检查［如 FAST（创伤重点超声评估法）、CT、MRI、ECG（心电图）和血管造影等］联合进行。

对于进行初步急救后的成人和儿童患者来说，FAST（创伤重点超声评估）非常重要，因其无创且快速，可用于检查腹部/骨盆和心包中是否存在血液或体液，甚至可以通过检查腹膜腔来评估是否存在血胸和气胸。在 FAST 阴性的情况下，需要进行腹部区域（包括腹膜后间隙）外部出血的检查。

- □ 动脉血气分析（ABG）
- □ 全血细胞计数（CBC）
- □ 血栓弹力图（TEG）
- □ 血型鉴定和交叉配血
- □ 血液酒精浓度
- □ 必要时行显微镜下尿液分析
- □ 尿液药物筛查
- □ 淀粉酶
- □ 脂肪酶
- □ 综合代谢分析
- □ β–人绒毛膜促性腺激素（β–HCG）（育龄期女性至60岁左右女性）

对乙酰氨基酚中毒

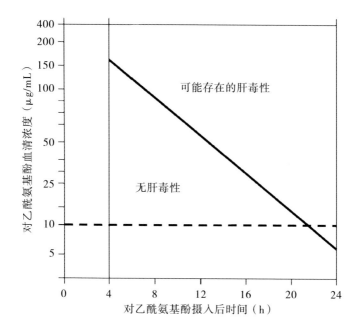

药物毒性筛检

药物	血液	唾液	尿液	头发
	最短检测时间		最长检测时间	
酒精	12h	6~12h	6~24h（乙基葡萄糖醛酸苷则为 5d）	不适用
苯丙胺	12h	3d	1~4d	高达 90d
巴比妥类药物	未知	未知	1~21d	未知
苯二氮䓬类	未知	未知	142d	未知
大麻（单次使用）	2~3d	12~24h	2~3d	高达 90d
大麻（长期使用）	2 周	12~24h	15~30d	高达 90d
可卡因	未知	1d	4~5d	高达 90d
可卡因 / 吗啡	未知	12~36h	2~4d	高达 90d
海洛因	未知	未知	2~4d	高达 90d
甲基苯丙胺	1~3d	未知	3~5d	高达 90d
五氯酚（PCP）	1~3d	3d	3~7d	高达 90d

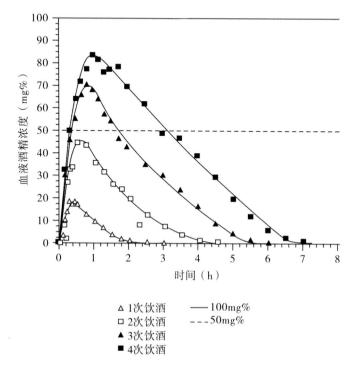

对于选定的个体，酒精的清除速率恒定。血液中酒精浓度
（BAC）的中位数下降速率是每小时 15mg%。血液中酒精浓度的
降低范围为每小时 10~20mg%，该范围代表在正常人群中发生的
极端值。大多数人体内酒精的清除速度为每小时 13~18mg%。

动脉血气分析

☑ **正常值**

- pH：7.35~7.45。
- $PaCO_2$：35~45mmHg。
- HCO_3^-：22~26mmol/L。

功能障碍	动脉血气分析（ABG）发现	可能的原因
呼吸性酸中毒（过多的 CO_2 潴留）	· pH<7.35 · HCO_3^- 正常或 >26mmol/L · $PaCO_2$>45mmHg	· 药物、创伤、疾病所致的中枢神经系统抑制 · 呼吸系统、循环系统、骨骼肌系统或神经肌肉相关疾病所致换气不足
呼吸性碱中毒（过多的 CO_2 排出）	· pH<7.45 · HCO_3^- 正常或 <22mmol/L · $PaCO_2$<35mmHg	· 因焦虑、疼痛或呼吸机设置不当导致过度换气 · 因药物、疾病、缺氧、发热或室温高引起的呼吸刺激 · 革兰氏阴性菌血症
代谢性酸中毒（HCO_3^- 丢失或酸蓄积）	· pH<7.35 · HCO_3^-<22mmol/L · $PaCO_2$ 正常或 <35mmHg	· 因肾脏疾病、腹泻或小肠瘘导致 HCO3- 消耗 · 因肝病、内分泌失调（如糖尿病）、缺氧、休克或药物毒性导致产生过多的有机酸 · 因肾脏疾病导致酸排泄不足
代谢性碱中毒（HCO_3^- 蓄积或酸丢失）	· pH>7.45 · HCO_3^->26mmol/L · $PaCO_2$ 正常或 >45mmHg	· 长期呕吐或胃肠减压导致胃酸丢失 · 肾脏排泄增加导致钾流失（如利尿治疗）或皮质类固醇过量 · 摄入碱过量

项目	正常	异常	临床意义
压力	50~180mmH$_2$O	升高	颅内压增高
		下降	穿刺点上方蛛网膜下腔阻塞
外观	无色，清亮	浑浊	感染
		变黄或血性	蛛网膜下腔、颅内、脑室内出血；椎管梗阻；腰椎穿刺损伤（仅在初始标本中）
		棕色、橙色或黄色	蛋白质含量升高，红细胞破坏（出血至少 3d）
蛋白质	15~50mg/dL（SI*：0.15~0.5g/L）	显著增加	肿瘤，外伤，出血，糖尿病，多发性神经炎，血性脑脊液
		显著降低	脑脊液产生速度过快
γ－球蛋白	总蛋白 3%~12%	增加	脱髓鞘疾病，神经梅毒，格林－巴利综合征

脑脊液分析（续）

项目	正常	异常	临床意义
葡萄糖	50~80mg/dL（SI：2.8~4.4mmol/L）	增加	机体高血糖
		减少	全身性低血糖；细菌或真菌感染，脑膜炎，腮腺炎，蛛网膜下腔出血
细胞数	白细胞 0~5 个，无红细胞	增加	活动性疾病：脑膜炎，急性感染，慢性病急性发作，肿瘤，脓肿，梗死，脱髓鞘疾病
		红细胞	出血或穿刺损伤
性病研究实验	无反应	阳性	神经梅毒
氯化物	118~130mmol/L（SI：118~130mmol/L）	下降	脑膜感染
革兰氏染色	无生物	革兰氏阳性或革兰氏阴性微生物	细菌性脑膜炎

第3章

药物和静脉注射

Meds/IV

药物剂量计算公式及常用转换单位

◪ 常用计算公式

$$身体表面积(m^2) = \sqrt{\frac{身高(cm) \times 体重(kg)}{3\ 600}}$$

$$\mu g/mL = mg/mL \times 1\ 000$$

$$mL/min = \frac{mL/h}{60}$$

$$gtt/min = \frac{液体体积(mL)}{输注时间(min)} \times 滴液系数(gtt/mL)$$

$$mg/min = \frac{滴壶内药液重量(mg)}{滴壶内药液体积(mL)} \times 滴速 \div 60$$

$$\mu g/min = \frac{滴壶内药液重量(mg)}{滴壶内药液体积(mL)} \div 0.06 \times 滴速$$

$$\mu g/(kg \cdot min) = \frac{\mu g/mL \times mL/min}{滴壶内药液重量(kg)}$$

◪ 常用转换单位

1kg=1 000g	1L=1 000mL	8oz=240mL
1g=1 000mg	1mL=1 000μL	1oz=30mL
1mg=1 000μg	1tsp=5mL	1lb=454g
1in=2.54cm	1tbs=15mL	2.2lb=1kg
	2tbs=30mL	

滴速计算

在计算静脉推注速率时，需注意输送 1mL 所需的滴剂数量会因使用的输液器类型而有差异。要计算滴液速率必须了解每个特定制造商产品的滴液速率校准值。快速指南如下，并使用以下公式计算特定的滴液速率：

$$\frac{输液体积（mL）}{输液时间（min）} \times 滴液速率（滴数/mL）= 滴数/min$$

	设定的容量					
	500mL/ 24h 或 21mL/h	1 000mL/ 24h 或 42mL/h	1 000mL/ 20h 或 50mL/h	1 000mL/ 10h 或 100mL/h	1 000mL/ 8h 或 125mL/h	1 000mL/ 6h 或 167mL/h
滴数/ mL	滴数/min					
巨滴						
10	4	7	8	17	21	28
15	5	11	13	25	31	42
20	7	14	17	33	42	56
微滴						
60	21	42	50	100	125	167

巨滴：允许大量流体从袋子流入收集室，然后进入收集室给予需要快速进行液体复苏的最大滴速

儿童体表面积（BSA）评估

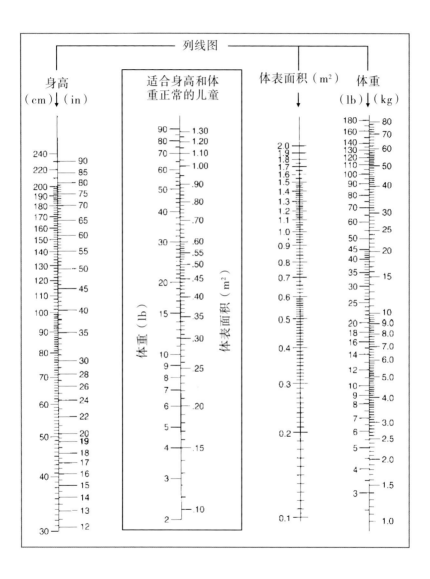

经允许引自 Geigy Seientifc. 8th, 1990, 5:105.©Novartis

成人体表面积（BSA）评估

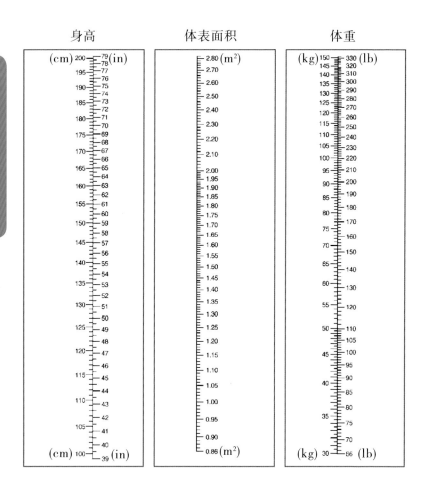

身高   体表面积   体重

经允许引自 Geigy Scientific tables. 8th,1990,5: 105. ©Novartis

确定输血的相容性

		可兼容的献血者						
	（万能献血者）/O-	O+	B-	B+	A-	A+	AB-	AB+
（万能受血者）AB+ √		√	√	√	√	√	√	√
AB- √			√		√		√	
A+ √	√				√	√		
A- √					√			
B+ √	√	√	√					
B- √			√					
O+ √	√							
O- √								

（左侧纵向文字：患者的 ABO 血型分组）

静脉注射解决方案

◩ 等渗溶液

等渗溶液可扩容，包括：

- 5% 葡萄糖溶液。
- 0.9%氯化钠溶液。
- 林格液。
- 乳酸林格液。

需监测容量负荷。

◩ 高渗溶液

高渗溶液可显著扩容并从血管内重吸收液体，包括：

- 10% 葡萄糖溶液。
- 3% 氯化钠溶液。
- 5% 氯化钠溶液。
- 含 5% 葡萄糖的乳酸林格液。
- 含 5% 葡萄糖的 0.45%氯化钠溶液。
- 含 5% 葡萄糖的 0.9%氯化钠溶液。

需监测容量负荷。

◩ 低渗溶液

低渗溶液可导致液体从血管内进入细胞中，包括：

- 2.5% 葡萄糖溶液。
- 0.45%氯化钠溶液。
- 0.33%氯化钠溶液。

需监测心血管萎陷。

◪ 肾上腺素

　　将 1mg 肾上腺素加入 250mL 液体中（4μg/mL）：

剂量（μg/min）	静推速度（mL/h）
1	15
2	30
3	45
4	60
5	75
6	90
7	105
8	120
9	135
10	150
15	225
20	300
25	375
30	450
35	525
40	500

硝酸甘油

根据给定剂量和药物浓度决定静脉注射速度（mL/h）：

剂量 （μg/min）	25mg/250mL （100μg/mL）	50mg/250mL （200μg/mL）	100mg/250mL （400μg/mL）
5	3	2	1
10	6	3	2
20	12	6	3
30	18	9	5
40	24	12	6
50	30	15	8
60	36	18	9
70	42	21	10
80	48	24	12
90	54	27	14
100	60	30	15
150	90	45	23
200	120	60	30

多巴酚丁胺

将250mg多巴酚丁胺加入250mL 5%葡萄糖溶液（1 000µg/mL）中，根据给定的剂量和患者的体重（lb 或 kg）来确定静脉注射速度（mL/h）。

剂量 [µg/(kg·min)]	患者体重														
	(lb) 88	99	110	121	132	143	154	165	176	187	198	209	220	231	242
	(kg) 40	45	50	55	60	65	70	75	80	85	90	95	100	105	110
2.5	6	7	8	8	9	10	11	11	12	13	14	14	15	16	17
5	12	14	15	17	18	20	21	23	24	26	27	29	30	32	33
7.5	18	20	23	25	27	29	32	34	36	38	41	43	45	47	50
10	24	27	30	33	36	39	42	45	48	51	54	57	60	63	66
12.5	30	34	38	41	45	49	53	56	60	64	68	71	75	79	83
15	36	41	45	50	54	59	63	68	72	77	81	86	90	95	99
20	48	54	60	66	72	78	84	90	96	102	108	114	120	126	132
25	60	68	75	83	90	98	105	113	120	128	135	143	150	158	165
30	72	81	90	99	108	117	126	135	144	153	162	171	180	189	198
35	84	95	105	116	126	137	147	158	168	179	189	200	210	221	231
40	96	108	120	132	144	156	168	180	192	204	216	228	240	252	264

多巴胺

将 400mg 多巴胺加入 250mL 5% 葡萄糖溶液（1 600μg/mL）中，根据给定的剂量和患者的体重（lb 或 kg）来确定静脉注射速度（mL/h）。

剂量 [μg/(kg·min)]	患者体重 (lb)													
	88	99	110	121	132	143	154	165	176	187	198	209	220	231
	(kg) 40	45	50	55	60	65	70	75	80	85	90	95	100	105
2.5	4	4	5	5	6	6	7	7	8	8	8	9	9	10
5	8	8	9	10	11	12	13	14	15	16	17	18	19	20
7.5	11	13	14	15	17	18	20	21	23	24	25	27	28	30
10	15	17	19	21	23	24	26	28	30	32	34	36	38	39
12.5	19	21	23	26	28	30	33	35	38	40	42	45	47	49
15	23	25	28	31	34	37	39	42	45	48	51	53	56	59
20	30	34	38	41	45	49	53	56	60	64	68	71	75	79
25	38	42	47	52	56	61	66	70	75	80	84	89	94	98
30	45	51	56	62	67	73	79	84	90	96	101	107	113	118
35	53	59	66	72	79	85	92	98	105	112	118	125	131	138
40	60	68	75	83	90	98	105	113	120	128	135	143	150	158
45	68	76	84	93	101	110	118	127	135	143	152	160	169	177
50	75	84	94	103	113	122	131	141	150	159	169	178	188	197

硝普钠

将 50mg 硝普钠加入 250mL 5% 葡萄糖溶液（200μg/mL）中，根据给定的剂量和患者的体重（lb 或 kg）来确定静脉注射速度（mL/h）。

剂量 [μg/(kg·min)]	患者体重 (lb)	88	99	110	121	132	143	154	165	176	187	198	209	220	231	242
	(kg)	40	45	50	55	60	65	70	75	80	85	90	95	100	105	110
0.3		4	4	5	5	5	6	6	7	7	8	8	9	9	9	10
0.5		6	7	8	8	9	10	11	11	12	13	14	14	15	16	17
1		12	14	15	17	18	20	21	23	24	26	27	29	30	32	33
1.5		18	20	23	25	27	29	32	34	36	38	41	43	45	47	50
2		24	27	30	33	36	39	42	45	48	51	54	57	60	63	66
3		36	41	45	50	54	59	63	68	72	77	81	86	90	95	99
4		48	54	60	66	72	78	84	90	96	102	108	114	120	126	132
5		60	68	75	83	90	98	105	113	120	128	135	143	150	158	165
6		72	81	90	99	108	117	126	135	144	153	162	171	180	189	198
7		84	95	105	116	126	137	147	158	168	179	189	200	210	221	231
8		96	108	120	132	144	156	168	180	192	204	216	228	240	252	264
9		108	122	135	149	162	176	189	203	216	230	243	257	270	284	297
10		120	135	150	165	180	195	210	225	240	255	270	285	300	315	330

胰岛素

胰岛素类型	起效时间	达峰值时间	通常有效持续时间	通常最长作用时间
动物胰岛素				
· 常规胰岛素	0.5~2h	3~4h	4~6h	6~8h
· 中效胰岛素（NPH）	4~6h	8~14h	16~20h	20~24h
人胰岛素				
· 速效胰岛素	5~10min	1~3h	3~5h	4~6h
· 赖脯胰岛素	<15min	0.5~1.5h	2~4h	4~6h
· 常规胰岛素	0.5~1h	2~3h	3~6h	6~10h
· 中效胰岛素（NPH）	2~4h	4~10h	10~16h	14~18h
· 慢胰岛素锌悬液	3~4h	4~12h	12~18h	16~20h
· 特慢胰岛素锌悬液	6~10h	—	18~20h	20~24h
· 甘精胰岛素	1.1h	—	24h	24h

成人常用止痛药

◢ 阿片类药物

药物	口服剂量	胃肠外剂量
可待因	15~60mg，每 4~6h 一次	磷酸盐：15~60mg，皮下注射、肌内注射或静脉注射，每 4~6h 一次
二氢吗啡酮	2~4mg，每 4~6h 一次	1~4mg，皮下注射，肌内注射或静脉注射（超过 2~5min），每 4~6h 一次
美沙酮	2.5~10mg，每 3~4h 一次	2.5~4mg，皮下注射或肌内注射，每 3~4h 一次
吗啡	5~30mg，每 4h 一次	5~20mg，皮下注射或肌内注射，每 4h 一次；2.5~15mg，静脉注射，每 4h 一次
羟考酮	5mg，每 6h 一次	不适用
羟吗啡酮	不适用	0.5mg，静脉注射；1~1.5mg，皮下注射，或肌内注射，每 q4~6h 一次
丙氧酚	盐酸：65mg，每 4h 一次 萘甲酸酯：100mg，每 4h 一次	不适用
曲马多	50~100mg，口服，每 4~6h 一次	不适用
芬太尼	不适用	1μg/kg 静脉注射或肌内注射

成人常用止痛药（续）

◢ 非甾体抗炎药（NSAIDs）

药物	推荐剂量
塞来昔布	400mg，口服，每日一次
双氯芬酸	50mg，口服，每 8h 一次
二氟尼柳	先口服负荷剂量，每次 500~1 000mg，再口服 500mg，每 12h 一次
依托度酸	200~400mg，口服，每 6~8h 一次
非诺洛芬	200mg，口服，每 4~6h 一次
布洛芬	400mg，每 4~6h 一次
吲哚美辛	25mg，口服，每 8~12h 一次

药物	推荐剂量
酮洛芬	25~50mg，口服，每 6~8h 一次
酮咯酸	30mg，肌内注射或静脉注射，每 6h 一次
萘丁美酮	1g，每日口服
萘普生	250~500mg，口服，每 12h 一次
吡罗昔康	20mg，口服，每日一次
伐地考昔	10mg，口服，每日一次

◢ 非阿片类镇痛药

药物	口服剂量
对乙酰氨基酚	325~650mg，每 4~6h 一次
阿司匹林	325~650mg，口服，每 4h 一次

◢ 联合阿片类镇痛药

药物	商品名	剂量
对乙酰氨基酚和氢可酮	洛尔塔，维柯丁	1~2 片，每 4h 一次
对乙酰氨基酚和羟考酮	扑热息痛，泰勒宁	1~2 片，每 4~6h 一次
阿司匹林，盐酸羟考待酮和对苯二甲酸羟考酮	复方羟考酮	1 片，每 6h 一次
对乙酰氨基酚和磷酸可待因	泰诺与可待因 2 号 泰诺与可待因 3 号 泰诺与可待因 4 号	1~2 片，每 4h 一次 1~2 片，每 4h 一次 1 片，每 4h 一次

植入端口

　　植入端口用于间歇性输注治疗药物、化疗药和血液制品。由于该装置完全被患者的皮肤覆盖，因此降低了外源性污染的风险，而且不会改变人体影像，也不需要额外的导管护理。

　　植入端口由连接到小型储存器的导管组成，设计的密封隔膜可用于多次穿刺。

连接植入端口

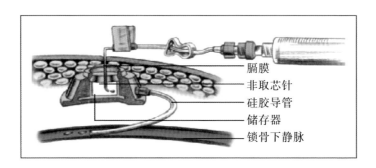

　　　　　　　　　　　　　　　　　隔膜
　　　　　　　　　　　　　　　　　非取芯针
　　　　　　　　　　　　　　　　　硅胶导管
　　　　　　　　　　　　　　　　　储存器
　　　　　　　　　　　　　　　　　锁骨下静脉

植入端口故障排除

问题和可能的原因	干预措施
无法冲洗植入装置或抽血	
管道弯曲或夹子闭合	· 检查管道和夹子
针头放置不正确	· 重新连接装置
形成血凝块（通常指血栓）	· 通过冲洗端口来评估装置的通畅性 · 通知医生获取溶栓医嘱
导管弯曲、移位或端口旋转	· 立刻通知医生
无法触及植入口	
植入端口过深	· 通过门静脉室瘢痕找出正确的触诊部位 · 使用深触诊技术 · 请另一位护士找到端口，如果感觉不到端口，切勿尝试连接 · 使用 1/2~1in 或 2in 无芯针探寻进入植入端口的通道

治疗药物监测

药物	实验室检查	治疗范围
卡马西平	卡马西平	5~12µg/mL
地高辛	地高辛	0.8~2mg/mL（SI：1.0~2.6mmol/L）
苯妥英	苯妥英	10~20µg/mL（SI：40~79µmol/L）
普鲁卡因胺	普鲁卡因胺 N-乙酰普鲁卡因胺（NAPA）	4~10µg/mL（SI：17~42µmol/L） 5~30µg/mL（结合普鲁卡因胺和NAPA）
茶碱	茶碱	10~20µg/mL（SI：44~111µmol/L）
丙戊酸	丙戊酸	50~100µg/mL

◤ 常用解毒剂

药物或毒素	解毒剂
对乙酰氨基酚	乙酰半胱氨酸
抗胆碱药	毒扁豆碱
苯二氮䓬类药物	氟马西尼
钙通道阻滞剂	氯化钙
氰化物	硝酸戊酯、硝酸钠和硫代硫酸钠（氰化物解毒剂试剂盒），亚甲蓝
地高辛，强心苷	地高辛免疫复合物
肝素	硫酸鱼精蛋白盐
铁剂	甲磺酸去铁胺
铅	依地酸钙二钠（钙二钠盐）
阿片类药物	纳洛酮，纳美芬，纳曲酮
有机磷酸盐，抗胆碱酯酶	阿托品，解磷定
华法林	维生素K

第 4 章

开放气道、人工呼吸和人工循环

ABCs

心肺复苏术（CPR）

在开始基础生命支持、心肺复苏（CPR）或给予人工呼吸之前，应呼叫合适的团队，以提供高质量的CPR。

▨ 成人、儿童及婴儿 *CPR 的 C-A-B 步骤

组成	推荐		
	成人 青春期到成人	儿童 1 岁到青春期	婴儿 出生到 <1 岁
识别	确认有无反应 如果没有反应（所有年龄）		
	呼叫 120 并获取 AED* 或者让第 2 位施救者执行本操作		
	检查脉搏不超过 10s，同时判断有无正常呼吸		
	无呼吸或无正常呼吸（如仅有喘息）		无呼吸或只有喘息
无呼吸或喘息，但可触及大动脉搏动	每 5~6s 或 每 10~12min 呼吸一次	每 3~5s 呼吸一次	每 3~5s 呼吸一次
		如果患者的心率低于 60/min，同时有灌注不足的表现，开始 CPR	如果患者的心率低于 60/min，同时有灌注不足的表现，开始 CPR
CPR 步骤	开始 C-A-B（胸外按压 – 气道 – 呼吸）		
按压频率	按压部位在胸骨下端 1/2 处，频率至少为 100/min 或 120/min		
按压深度	至少 2in（5cm），不能超过 2.4in	直径至少 1/3AP，大约 2in（5cm）	直径至少 1/3AP，大约 1.5in（4cm）

心肺复苏术（CPR）（续）

组成	推荐		
	成人 青春期到成人	儿童 1 岁到青春期	婴儿 出生到 <1 岁
手的位置	施救者将 2 只手放在胸骨下半段	施救者将 2 只手（或抢救儿童时用 1 只手）放在其胸骨下半段	1 位施救者：2 个手指放在乳头连线下方的胸部正中 2 位施救者：在乳头连线下方的胸骨正中用 2 个大拇指按压，其余手指环抱患儿胸部
胸廓回弹	在两次按压之间允许胸廓完全回弹 为减少心肺复苏期间的疲劳，按压者每 2min 交替一次		
按压中断	在胸外按压过程中应尽量减少中断 尽量将中断时间限制在 10s 以内		
气道	仰头抬颌法（怀疑外伤：托颌法），避免过度通气		
按压通气比	30∶2 1 位施救者或 2 位施救者		30∶2（1 位施救者） 15∶2（2 位施救者）
高级气道建立后的通气	每 6s 通气一次， 与胸部按压不同步（至少 100~120min）， 大约 1s 或 1 次呼吸，有可见的胸廓起伏		
电除颤	尽快获取 AED。在电击之前或之后尽量减少胸外按压的中断，在每次电击之后立即开始胸外按压		

AED：自动体外除颤仪；AP：胸廓前后径；CPR：心肺复苏术
* 不包括新生儿，新生儿心搏骤停的病因几乎都和气道有关
1in≈2.54cm

噎 阻

◪ 成人或 1 岁以上的儿童

症 状

- 用手抓挠咽喉。
- 不能说话。
- 虚弱，咳嗽无力。
- 吸气时有高调的呼吸音。

干预措施

（1）询问患者："您呛到了吗？能讲话吗？"评估是否有气道梗阻。如果患者正用力咳嗽并能讲话就无须干预，剧烈咳嗽可能将阻塞物从体内咳出。

（2）施救者站在患者身后，双臂环抱其腰部（孕妇或肥胖者可用双手环抱其胸部）。

（3）施救者用一只手握拳头，将拳头的大拇指一侧放在患者的肚脐上方、胸骨下方。

（4）另一只手握拳。

（5）用拳头快速地向上、向内推（孕妇或肥胖者向其胸部用力）。

（6）继续用力推，直到异物排出或患者失去知觉。

如果患者意识丧失，立即启动紧急响应系统并进行 CPR。每次打开气道进行人工呼吸时，需要检查患者口腔并移除所有可见的异物，但切勿用手指盲目探查。

噎 阻（续）

◢ 婴 儿（<1 岁）

症 状
- 无法哭泣或发出声音。
- 咳嗽无力、无效。
- 吸气音弱或者呈高调呼吸音。
- 皮肤颜色青紫。

干预措施
（1）评估气道梗阻，如果婴儿用力咳嗽或哭泣，那么以下 2 个步骤则不再进行。
（2）让婴儿面部朝下躺在施救者的前臂上。用手托住婴儿胸部、手指托住婴儿下颌，使婴儿头部朝下，低于躯干，施救者用大腿或膝盖做支撑。
（3）用另一只手的掌根在婴儿的肩胛骨之间进行 5 次快速有力的冲击。

5 次冲击之后
（1）让婴儿面部朝上。
（2）将两根手指放在婴儿两乳头下方的胸骨中部。
（3）向下快速推 5 下，将胸部下压 1/2 至 1（即胸部深度的 1/3 至 1/2）。
（4）继续在背部进行 5 次冲击和 5 次胸部快推，直到异物排出或婴儿意识丧失。如果婴儿意识丧失，应行 CPR。每次打开气道进行人工呼吸时，需要检查婴儿口腔并移除所有可见的异物，但切勿用手指盲目探查。

脉冲的心动过缓处理流程

评估临床情况，心动过缓指心率＜50/min

识别并处理潜在病因：
- 保持气道通畅，必要时辅助呼吸[*]
- 给氧（如有缺氧）
- 心电监测以判断心脏节律；监测血压及氧合
- 建立静脉通路
- 如果条件允许，应行12导联心电图；切勿延迟治疗

持续心动过缓导致：
- 低血压？
- 急性意识状态改变？
- 休克征象？
- 缺血性胸部不适？
- 急性心力衰竭？

监测及观察

否

是

静脉给予阿托品的剂量：
- 第1剂：0.5mg
- 每3~5min重复一次
- 最大剂量：3mg

如果阿托品无效：
- 经皮起搏[#]

  或者
- 静脉注射多巴胺：2~10μg/(kg·min)

  或者
- 静脉注射去甲肾上腺素：2~10μg/(kg·min)

其他考虑：
- 专科咨询
- 经静脉起搏

*Dorges V, Wenzel V, Knacke P. Comparison of different airway management strategies to ventilate apneic, nonpreoxygenated patients. Crit Care Med, 2003, 31:800-804.
Link MS, Atkins DL, Passman RS, et al. Electrical therapies: automated external defibrillators, defillation, cardioversion, and pacing: 2010 American Heart Association Guidelines for Cardiopulmonary Resuscitation and Emergency Cardiovascular Care. Circulation,2010, 122(suppl.3):706-719. http://circ.ahajournals.org/content/122/18_suppl_3/S706.©2015 American Heart Association Guidelines Update for Cardiopulmonary Resuscitation and Emergency Cardiovascular Care. Circulation, 132(Suppl. 2):S444-464.

成人心搏骤停处理流程

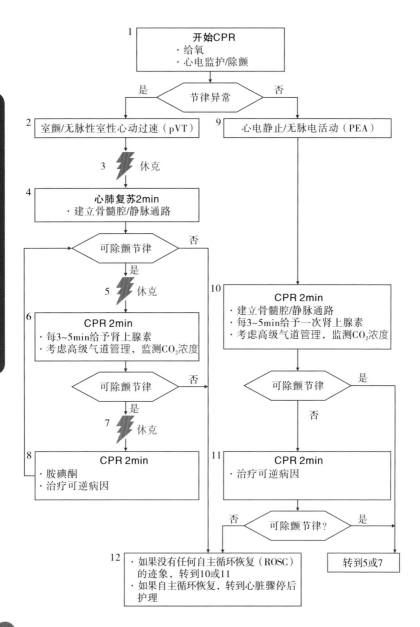

1 开始CPR
·给氧
·心电监护/除颤

节律异常 —— 是 / 否

2 室颤/无脉性室性心动过速（pVT）

9 心电静止/无脉电活动（PEA）

3 休克

4 心肺复苏2min
·建立骨髓腔/静脉通路

可除颤节律 —— 否

5 休克 是

6 CPR 2min
·每3~5min给予肾上腺素
·考虑高级气道管理，监测CO_2浓度

可除颤节律 —— 否

7 休克 是

8 CPR 2min
·胺碘酮
·治疗可逆病因

10 CPR 2min
·建立骨髓腔/静脉通路
·每3~5min给予一次肾上腺素
·考虑高级气道管理，监测CO_2浓度

可除颤节律 —— 是

11 CPR 2min
·治疗可逆病因

否

可除颤节律？ —— 是

12
·如果没有任何自主循环恢复（ROSC）的迹象，转到10或11
·如果自主循环恢复，转到心脏骤停后护理

转到5或7

成人心搏骤停处理流程（续）

◤ CPR 质量

- 用力［至少 2in（5cm）］并快速按压；100~120/min，至胸廓完全回弹。
- 尽量减少按压中断。
- 避免过度通气。
- 每 2min 交换按压人员，或按压者不到 2min 疲惫时随时更替。
- 若无高级气道管理，则按压通气比为 30∶2。
- 定量波形描记。
- 如果呼气末 CO_2 分压（$PETCO_2$）<10mmHg，尝试改进心肺复苏质量。
- 血管内压。
- 如果舒张压 <20mmHg，尝试改进心肺复苏质量。

◤ 除颤的冲击能量

- 双向波：制造商推荐（如起始电流 120~200J）；如果不清楚，使用可用的最大剂量。第二次及以后的除颤剂量应与第一次相等，或者考虑更高的剂量。
- 单相波：360J。

◤ 药物治疗

- 肾上腺素静脉或骨髓腔给药剂量：1mg，每 3~5min 一次。
- 胺碘酮静脉或骨髓腔给药剂量：
- 第 1 剂：300mg 静推；
- 第 2 剂：150mg。

◤ 高级气道管理

- 气管插管或建立声门上气道。

- 监测呼气末 CO_2 或 CO_2 波形来确认并监测气管插管的位置。
- 建立高级气道后，每6s给予一次呼吸（10/min），同时持续胸外按压。

◢ 自主循环恢复（ROSC）

- 脉搏及血压。
- 呼气末 CO_2 浓度突然持续升高（通常 $\geqslant$ 40mmHg）。
- 血管内有创监测提示自主动脉压波形。

◢ 可逆转的病因

- 低血容量。
- 低氧。
- 氢离子（酸中毒）。
- 低钾 / 高钾血症。
- 低体温。

- 张力性气胸。
- 心脏压塞。
- 中毒。
- 肺血栓栓塞症。
- 心肌梗死。

心搏骤停后的即刻护理流程

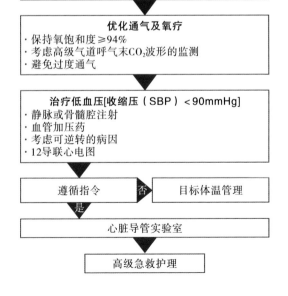

```
        自主循环恢复（ROSC）*

         优化通气及氧疗
· 保持氧饱和度≥94%
· 考虑高级气道呼气末CO₂波形的监测
· 避免过度通气

  治疗低血压[收缩压（SBP）<90mmHg]
· 静脉或骨髓腔注射
· 血管加压药
· 考虑可逆转的病因
· 12导联心电图

   遵循指令  ─否→  目标体温管理
       │是

      心脏导管实验室

       高级急救护理
```

心搏骤停后的即刻护理流程（续）

◤ 剂量 / 细则

通气 / 氧合

- 避免过度通气：呼吸频率 10/min，滴定目标呼气末 CO_2（$PETCO_2$）浓度为 35~40mmHg。
- 条件允许时检测吸入氧浓度百分比（FiO_2）。
- 实现 $SpO_2 \geq 94\%$ 所需的最低吸氧浓度。

静脉注射

- 1~2L 生理盐水或乳酸林格液。
- 如需诱导低体温，则可以使用 4℃液体。

肾上腺素静脉注射

- 0.1~0.5μg/（kg·min），成人（70kg）：7~35μg/min。

可逆性病因

- 低血容量。
- 缺氧。
- 氢离子（酸中毒），低钾血症 / 高钾血症。
- 张力性气胸（填塞物、心脏毒素）。
- 肺栓塞，心肌梗死。

多巴胺静脉注射

- 2~10μg/（kg·min）。

去甲肾上腺素静脉注射

- 0.1~0.5μg/（kg·min），成人（70kg）：7~35μg/min。

---

*Sasson C, Rogers MA, Dahl J, et al. Predictors of survival from out of hospital cardiac arrest: a systematic review and metanalysis Circ Cardiovasc Qual Outcomes. 2010,3:63-81.

Bruel C, Parienti JJ, Marie W, et al. Mild hypothermia during advanced life support, a preliminary study in out of hospital cardiac arrest. Crit Care. 2008,12: 31.

Callaway CW, Donnino MW, Fink EL, et al.Part 8: post-cardiac arrest care: 2015 American Heart Association Guidelines Update for Cardiopulmonary Resuscitation and Emergency Cardiovascular Care. Circulation, 2015,132(suppl2):S465-482.©2015 American Heart Association Guidelines Update for Cardiopulmonary Resuscitation and Emergency Cardiovascular Care. Circulation, 132(Suppl. 2), S444-464.

脉冲的心动过速处理流程

評估临床情況，心动过速指心率≥150/min

识别并处理潜在病因：
· 保持患者气道通畅；必要时给予辅助呼吸
· 氧疗（如果血氧饱和度＜94%）
· 监测心律以判断心脏节律；监测血压及氧合

持续心动过速导致：
· 低血压？
· 急性意识状态改变？
· 休克征象？
· 缺血性胸部不适？
· 急性心力衰竭？

是 →

同步心脏电复律*
· 镇静
· 若为规律窄波，可给予腺苷

否 ↓

宽QRS波＞0.12s

是 →

· 建立静脉通道并尽可能完善12导联心电图
· 只有规律单行波时，可给予腺苷
· 使用抗心律失常药物
· 进行专科咨询

否 ↓

· 建立静脉通道并尽可能完善 12导联心电图
· 刺激迷走神经
· 若波形规律，可给予腺苷
· 给予β受体阻滞剂或钙通道阻滞剂
· 进行专科咨询

◤ 剂量 / 细则

同步心脏电复律**
推荐初始剂量：

● 规律窄波：50~ 100J。

● 不规律窄波：120~ 200J 双相波或 200J 单相波。

● 规律宽波：100J。

● 不规律宽波：除颤剂量（非同步）。

腺苷静脉注射剂量：

- 第 1 剂：6mg，快速静脉推注，随后用生理盐水冲管。
- 第 2 剂：如果需要，给予 12mg。

抗心律失常药物的输注。对于稳定的宽 QRS 波心动过速，普鲁卡因胺的静脉注射剂量：

- 20~50mg/min，直到心动过速被抑制，确定低血压，QRS 持续时间增加 >50% 或者给予最大剂量 17mg/kg。
- **维持剂量：** 1~4mg/min。避免 QT 间期延长或慢性心力衰竭。

胺碘酮静脉注射剂量：

- 第 1 剂：150mg，超过 10min。
- 如果发生心室颤动（Vf）则再重复一次。随后前 6h 持续输注 1mg/min。

索他洛尔静脉注射剂量：

- 100mg（1.5mg/kg），超过 5min。注意避免 QT 间期延长。

---

* Link MS, Atkins DL, Passman RS, et al.Part 6: electrical therapies: automated external defibrillators,defibrillation, cardioversion,and pacing: 2010 American Heart Association Guidelines for Cardiopulmonary Resuscitation and Emergency Cardiovascular Care.Circulation, 2010, 122(suppl 3): S706-719. http://circ.ahajournals.org/content/122/18_suppl_3/S706.
** Scholten M, Szili-Torok T, Klootwijk P, et al. Comparison of monophasic and biphasic shocks for transthoracic cardioversion of atrial fibrillation. Heart, 2003, 89:1032-1034.
©2015 American Heart Association Guidelines Update for Cardiopulmonary Resuscitation and Emergency Cardiovascular Care. Circulation, 132(Suppl. 2): S444-464.

快速序列插管

■ 成人标准流程

```
┌─────────────────────────────────────────────────────────────┐
│                    准备（＜10min）                            │
└─────────────────────────────────────────────────────────────┘
                            ↓
┌─────────────────────────────────────────────────────────────┐
│   预氧合（3~5min或者8次100%氧浓度的保证充分肺活量的呼吸）      │
└─────────────────────────────────────────────────────────────┘
                            ↓
┌─────────────────────────────────────────────────────────────┐
│                        预给药                                 │
│ ·a.镇静[给予预给药，通常使用芬太尼、阿托品（儿童）、利多卡因、   │
│   依托咪酯，氯胺酮，咪达唑仑或硫喷妥钠，给药后等待3min]         │
│ ·b.肌肉松弛药（常用药物有琥珀酰胆碱、罗库溴铵、维库溴铵、阿曲   │
│   库铵或泛库溴铵）                                             │
│ ·c.评估呼吸暂停及下颌放松程度                                  │
└─────────────────────────────────────────────────────────────┘
                            ↓
┌─────────────────────────────────────────────────────────────┐
│                        保护气道                               │
│  一旦患者出现意识丧失应实施环状软骨压迫（Sellick's maneuver），│
│  然后等待30s                                                  │
└─────────────────────────────────────────────────────────────┘
                            ↓
┌─────────────────────────────────────────────────────────────┐
│              插管（每次尝试＜20s，最多尝试3次）                │
│ ·如果尝试超过1次，在两次尝    ·在插管后，给气囊充气以固定插管   │
│  试之间需要用面罩为患者通     ·如果患者在气管插管期间出现心动   │
│  气30~60s                      过缓，可静脉注射阿托品0.5mg      │
└─────────────────────────────────────────────────────────────┘
                            ↓
┌─────────────────────────────────────────────────────────────┐
│ 确定插管位置（根据临床体征，呼气末CO₂波形，通过重复的直        │
│ 接喉镜检查来确认气管导管已穿过声带）                           │
└─────────────────────────────────────────────────────────────┘
                            ↓
┌─────────────────────────────────────────────────────────────┐
│                        插管后管理                             │
│ ·固定气管插管              ·获取胸部X线的影像                  │
│ ·给呼吸机设置合适的参数    ·重新检查生命体征和脉搏血氧饱和度    │
│ ·继续使用镇静剂和肌肉松弛药 ·进行连续的呼气末CO₂监测（以监测    │
│                             意外脱管）                         │
└─────────────────────────────────────────────────────────────┘
```

确定插管位置（根据临床体征，呼气末CO_2波形，通过重复的直接喉镜检查来确认气管导管已穿过声带）

插管后管理中：进行连续的呼气末CO_2监测（以监测意外脱管）

自动除颤器电极片（垫）放置

自动体外除颤器电极片的放置如下图所示。

◪ 前外侧放置

将一个电极片（垫）放在上段胸骨右侧，即右锁骨下方，另一个放在左侧腋前线第 5 和第 6 肋间。

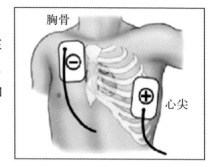

◪ 前后位放置

将前电极片（垫）直接放在患者胸膜下方的心脏上方，位于胸骨下缘左侧。将平坦的后电极片（垫）放在患者身体下方，位于心脏下方和左肩胛骨下（应避开脊柱）。如果有电极片（垫）出现故障，救援者能够根据制造商提供的说明书使用手动除颤器非常重要，电极位置与本节描述的电极片（垫）相同。

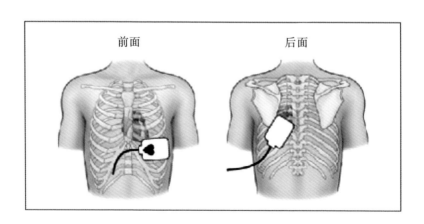

单相和双相除颤器

　　除颤器有两种类型，即单相除颤器和最近出现的双相除颤器。因此，了解您工作时使用的是哪种类型的除颤器很重要。

◤ 单相除颤器

　　单相除颤器提供单向电流，在患者胸部的两个电极片或电极垫之间沿一个方向传播。单相除颤需要大量电流以保证其有效性。

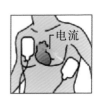

◤ 双相除颤器

　　双相除颤器最近已被引入医院。电极片（垫）的放置与单相除颤器相同。二者的区别在于，在双相电除颤过程中，从电极片（垫）上释放的电流在指定的持续时间内沿正方向行进，然后在剩余的放电时间内反向沿负方向流动。

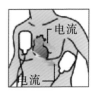

高效节能

　　双相除颤器提供两种电流，降低了心肌的除颤阈值，从而可以使用较少的能量成功地对心室颤动除颤。

可调节

　　双相除颤器可以调节流经胸部电流的阻抗或电阻差异，这减少了终止 Vf 所需的电击次数。

减少心肌损伤

　　因为双相除颤器需要较低的能量和较少的电击，所以减少了对心肌的损害。临床上合适的能量下使用的双相除颤器可用于除颤，并且在同步模式下还可用于同步电复律。

除颤的安全性问题

遇到装有植入式心脏复律除颤器（ICD）或起搏器、透皮药物贴片或与水接触的患者时，应采取预防措施。

◢ 为装有 ICD 或起搏器的患者除颤

避免将除颤器电极片（垫）直接放在植入设备上，应将它们与设备至少保持 1in（约 2.5cm）的距离。

◢ 对使用透皮贴剂的患者进行除颤

避免将除颤器电极片（垫）直接放在透皮药物贴片上，例如硝酸甘油、尼古丁、止痛药或激素替代品贴片。这些贴剂可以阻止能量的传递，引起皮肤轻微灼伤。除颤前应取下药贴并清洁该皮肤区域。

◢ 对与水接触的患者进行除颤

水是电的导体，能量输送可以从除颤器传送到救援人员身体上。因此，除颤前应将此类患者从水中移出，并擦干其胸部水分。

同步心脏电复律

在同步心脏电复律中，电流被输送到心脏以纠正心律失常。该方法可以选择性地用于稳定的复发性心房颤动患者，或紧急用于如阵发性室上性心动过速、心房扑动、心房颤动和室性心动过速等不稳定患者。

与除颤相比，同步心脏电复律使用的能量要低得多，并且可同步在 R 波峰值上将电荷传递至心肌。

该过程导致立即去极化，中断折返回路（当心脏组织被激活两次或更多次时发生异常脉冲传导，导致折返性心律不齐），并使窦房（SA）节律恢复控制。

电荷与 R 波的同步确保了电流不会流经脆弱的 T 波和干扰复极，这降低了电流在心动周期的相对不应期发生并诱发 Vf 的风险。进行同步心脏电复律操作时应遵循除颤器制造厂商的说明。

经皮起搏器

经皮起搏又被称为外部或非侵入性起搏，是通过外部使用的皮肤起搏电极传递电脉冲，使用放置在前后或胸骨顶点位置的皮肤电极通过完整的胸壁传导电脉冲（右前后方放置）。除起搏电极外，还必须安装同一台机器的监控电极，以便进行电子捕获。一旦出现电子捕获，就必须评估中心脉冲以确保发生机械捕获（脉冲）。

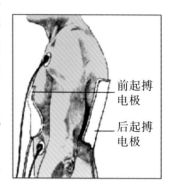

前起搏电极

后起搏电极

如果监视器上有机械捕获但没有脉冲，则表示毫安（mA）必须调高，直到触诊到脉冲。按照制造商的指示，捕获后对 mA 进行设置。

经皮起搏是一种微创技术，可以快速建立，是紧急情况下可选择的起搏方法。使用前需要给予患者抗焦虑药和止痛药。不要让正在使用外部起搏器治疗的患者活动，以避免电极松动或丢失。

注意： 建议将紧急复苏抢救车和气囊面罩 / 气囊放置在救援者附近。

起搏器代码的含义

永久性起搏器的 3 个字母（有时是 5 个字母）代码可以简单地说明其编程方式。

第1个字母（起搏腔）	第2个字母（感知腔）	第3个字母（脉冲发生器响应）	第4个字母（起搏器可编程性）	第5个字母（起搏器对心动过速的反应）
A 心房	A 心房	I 禁止式	P 基本的可编程功能	P 起搏能力
V 心室	V 心室	T 触发式	M 多个可编程参数	S 电击
D 双心室	D 双心室	D 双重（禁止和触发）	C 通讯功能，如遥测	D 电击和同步双重能力
O 无线的	O 无线的	O 无线的	R 速率响应	O 无
			N 无	

临时起搏器故障

◤ **起搏障碍**

起搏障碍指应该有起搏器放电时，心电图（ECG）未见起搏器活动。

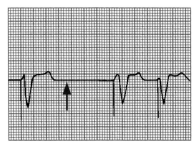

起搏器峰值应在此处出现

护理干预

- 检查电缆连接和患者起搏电极位置（通过 X 线）。
- 如果脉冲发生器已打开，但指示灯不闪烁，则更换电池。若无帮助，请更换脉冲发生器。
- 调整灵敏度设置。

捕获失败

心电图显示心脏起搏器峰值，但心脏无反应。

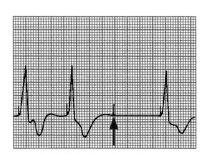

有起搏器峰值，但心脏无反应

护理干预

- 如果患者的状况发生变化，应通知设置人员并要求重新设置。
- 如果起搏器的设置发生改变，应将其恢复到正确的位置。
- 如果患者心脏无反应，应检查所有连接；缓慢增加 mA（根据指南或供应商的建议）；让患者先转向左侧，再转向右侧；安排胸部 X 线正位或侧位片检查以确定电极的位置。

◢ 无法感知内在节律（感知不足）

心电图显示起搏器在周期中的任何位置都出现尖峰（起搏器在错误的时间或出于错误的原因被触发）。

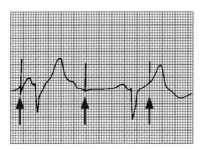

起搏器在周期中的任何位置触发

◢ 护理干预

● 如果起搏器感应不佳，应将灵敏度控件向右完全旋转。

● 如果起搏器无法正常工作，应更换电池或脉冲发生器。

● 移走室内会引起机电干扰的物品（如电动剃须刀、收音机和烧灼设备）。检查床和其他设备上的接地线是否损坏。拔下插头，察看干扰是否停止。找到原因后，应让工作人员进行确认。

● 如果起搏器仍在 T 波上触发，应通知医生并将其关闭。如果心率下降，应备用阿托品以防止心跳停止，拨打急救电话并在需要时进行 CPR。

心脏传导系统

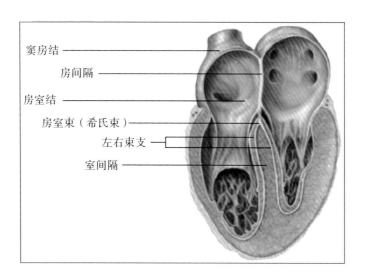

窦房结
房间隔
房室结
房室束（希氏束）
左右束支
室间隔

心电图网格

此心电图（ECG）网格显示水平轴和垂直轴及其相应的测量值。

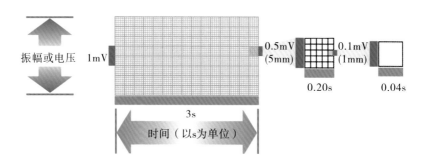

振幅或电压

1mV

0.5mV
(5mm)

0.1mV
(1mm)

0.20s

0.04s

3s

时间（以s为单位）

该表可以用于精确计算心率。确定两个 R 波之间的格子数后，请使用此表查找心率。例如，如果 R 波之间计数 20 个小方块或 4 个大方块，则心率为 75/min。若使用 P 波，可遵循相同的方法计算心率。

快速估算心率

这种快速估算心率的方法也称为倒数法。以 R 波或 P 波之间的大格子数为参考，可以通过记忆序列 300、150、100、75、60、50 来快速估计心室率或心房率。确定 6s 间隔并计数在该区域中存在的 R 波数量，乘以 10 可得到心率的估计值。

小格的数量	心率（/min）
5（1 个大格）	300
6	250
7	214
8	188
9	167
10（2 个大格）	150
11	136
12	125
13	115
14	107
15（3 大格）	100
16	94
17	88
18	83
19	79
20（4 大格）	75
21	71
22	68
23	65
24	63
25（5 大格）	60
26	58
27	56
28	54
29	52
30（6 大格）	50
31	48
32	47
33	45
34	44
35（7 大格）	43
36	42
37	41
38	39
39	38
40（8 大格）	37

心脏节律解读

心脏节律解读是一项通过实践掌握和提高的技能，有多种分析方法，每次分析时保持方法一致即可。心脏节律分析要求使用连续和系统的方法，下面简要描述的是八步法。

八步法

第 1 步　确定节律是否规整。

第 2 步　确定心率。

第 3 步　评估 Ⅱ 导联的 P 波是否为正常圆形且波形向上？每个 QRS 波群都有 P 波吗？每个 P 波都有 QRS 波群吗？

第 4 步　测量 PR 间隔，该间隔不应超过 0.2s。

第 5 步　确定 QRS 持续时间，应为 0.8~0.12s。

第 6 步　检查 T 波。

第 7 步　使用电子 QT 测量工具或使用如下公式计算 QT 间期：

$$QTc = \frac{QT}{\sqrt{RR}}$$

男性的 QT 间期 ≤ 0.45s，女性 ≤ 0.48s。QT 间隔延长可能导致室性心动过速或心室颤动。

第 8 步　检查异位节律和其他异常情况。

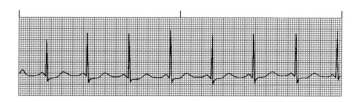

- 节律：规则。
- 心率：60~100/min。
- P 波：正常，直立。
- PR 间隔：0.12~0.20s。
- QRS 波群：0.06~0.10s。

窦性心动过缓

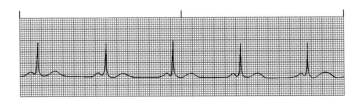

- 节律：规则。
- 心率：<60/min。
- P 波：正常。
- PR 间隔：0.12~0.20s。
- QRS 波群：0.086~0.12s。

◢ 治 疗

- 如果患者无症状且生命体征平稳，通常无需治疗。
- 继续观察患者的心律，评估其休息和活动时对心律的耐受性，并监测心动过缓的进展和持续时间。
- 如果患者出现心排血量减少的症状和体征，则需立即警惕。应治疗根本病因，立即通知医务工作者，并参考心动过缓的心率算法计算心率。

窦性心动过速

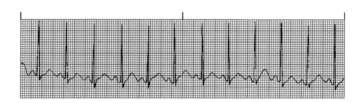

- 节律：规则。
- 心率：100~160/min。
- P 波：正常。
- PR 间期：0.12~0.20s。
- QRS 波群：0.086~0.12s。

☑ 治 疗

- 如果患者无症状，则无需治疗；重点应放在确定和治疗心动过速的根本病因上。
- 如果患者出现心肌缺血，可使用降低心率的药物，如 β – 肾上腺素受体阻滞剂（美托洛尔或阿替洛尔）或钙通道阻滞剂（维拉帕米或地尔硫䓬）。
- 询问患者是否使用过触发心动过速的药物和物质，并建议戒酒、咖啡因和尼古丁。
- 如果心肌梗死后患者突然出现窦性心动过速，应立即通知医务人员，可能预示着梗死范围扩大。
- 为患者提供安静的环境，并帮助其放松心情。
- 采取措施以减少患者的恐惧和焦虑。

房性期前收缩

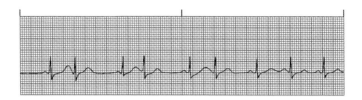

- 节律：不规则。
- 心率：随基础节律而变化。
- P 波：P 波过早且形态异常。
- PR 间期：通常在正常范围内，根据异位节点不同而变化。
- QRS 波群：0.08~0.12s。

◤ 治　疗

- 如果患者无症状且生命体征平稳，通常无需治疗。

- 如果患者有症状或房性期前收缩（PACs）频繁发作，则可使用延长心房不应期的药物（如 β-肾上腺素受体阻滞剂或钙通道阻滞剂）。

- 如果患者有缺血性心脏病或心脏瓣膜病，应注意是否有心力衰竭、电解质紊乱或更严重的心律失常证据。注意：对于急性心肌梗死（MI）患者，PACs 可能是心力衰竭或电解质紊乱的早期征象。

指导患者避免接触会触发 PACs 的食物、饮料或药物。

室上性心动过速

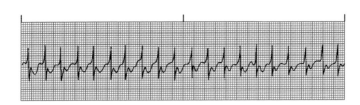

- 节律：规则。
- 心率：心房率 150~250/min；心室率取决于心房心室传导率。
- P 波：隐藏在前一个 T 波中。
- PR 间隔：不可见。
- QRS 波群：0.08~0.12s。

◢ 治 疗

- 治疗取决于心动过速的类型以及症状和体征的严重程度。目的是消除病因并降低心室率，改善心排血量。
- 询问地高辛的使用情况，评估患者有无地高辛中毒，并监测地高辛的血药浓度。
- 刺激迷走神经：让患者像排便一样向下用力、对着拔除针芯的注射器小端吹气或向被夹住的吸管吹气（后两种方法也可用于儿童）。婴儿：如无禁忌，可插入直肠温度计，婴儿试图将其排出会刺激迷走神经；也可以将冰（装在袋子中）敷在其眼睛和鼻梁上，注意不要阻塞鼻腔。
- 药物治疗（药物心脏复律）可用于增加房室传导阻滞的程度并降低心室率。
- 其他治疗包括同步电复律、心房超速起搏或导管消融。
- 对于患有慢性肺部疾病的患者，治疗旨在纠正缺氧和电解质紊乱。

心房扑动

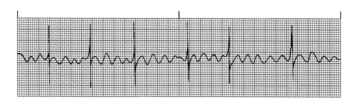

- 节律：心房规则；心室通常不规则。
- 心率：心房率 250~400/min；心室率通常 60~100/min，取决于房室传导阻滞程度。
- P 波：经典锯齿外观。
- PR 间隔：无法测量。
- QRS 波群：0.08~0.12s。

◢ 治　疗

- 治疗取决于患者的心脏功能、预激综合征和心律失常的持续时间。
- 如果患者的血流动力学不稳定且心房扑动持续 48h 或更短，则应立即进行同步电复律或反电击。
- 如果心房扑动持续超过 48h，除非患者能够充分抗凝，否则不应进行电复律，因为会增加血栓栓塞的风险。
- 将复苏设备放在床边，并警惕心动过缓，因为心脏电复律会降低心率。
- 密切监测，寻找是否有心排血量低的证据。

心房颤动

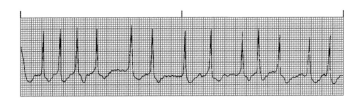

- 节律：不规则。
- 心率：心房率通常 > 400/min；心室率是变化的。
- P 波：消失；被细小的颤动波或 f 波替代。
- PR 间隔：不明显。
- QRS 波群：0.08~0.12s。

◤ 治 疗

- 治疗旨在控制心室率，给予抗凝以及恢复和维持窦性心律。
- 治疗通常包括控制心室律的药物治疗，或药物治疗与电复律联合。
- 如果患者的血流动力学不稳定，应立即进行同步电复律。
- 如果心房颤动持续时间超过 48h，则不应进行心脏电复律，除非其由于血栓栓塞风险给予了充分抗凝。
- 监测心尖和外周脉搏，并观察心排血量减少和心力衰竭的证据。
- 如果使用药物疗法，须监测血药浓度，并观察药物的毒性。
- 患者如有头晕、眩晕、胸痛、呼吸困难和外周性水肿，需及时告知医务人员。

交界性期前收缩

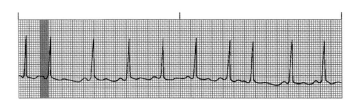

- 节律：交界性期前收缩（PJCs）时心房律和心室律是不规则的。
- 心律：反映了潜在的节律。
- P波：通常反转，可能发生在每个QRS波群之前或之后，或隐藏在其中（见阴影区域）。
- PR间隔：如果P波在QRS波群之前则<0.12s，否则无法测量。
- QRS波群：0.08~0.12s。

▨ 治　疗

- 无症状患者通常无需治疗。
- 如果患者有症状，治疗旨在纠正根本病因。
- 如果患者正在服用地高辛，应停药并按要求监测血药浓度。
- 监测患者的血流动力学不稳定症状和体征以及更严重的心律失常，例如交界性心动过速。
- 如果由于触发因素（如摄入咖啡因）而导致异位搏动频繁发生，则应减少或消除该诱因。

交界性逸搏心律

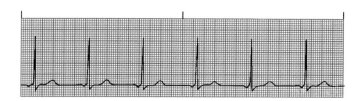

- 节律：规则。
- 心率：40~60/min。
- P 波：可能不存在或倒置，或者在 QRS 波群后。
- PR 间隔：如果 P 波在 QRS 波群之前则 <0.12s，否则无法测量。
- QRS 波群：0.08~0.12s。

◤ 治 疗

- 切勿抑制心律，因其可以防止心搏骤停。
- 如果条件允许，应治疗并纠正根本病因。
- 使用阿托品、经皮 / 静脉或永久性起搏器以提高心率。
- 监测患者的血清地高辛浓度和电解质水平。
- 注意是否有心排血量降低的证据，如低血压、晕厥、胸痛和呼吸急促。

加速性交界逸搏心律

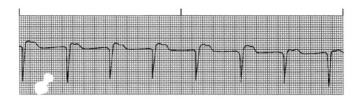

- 节律：规律。
- 心率：60~100/min。
- P 波：可能缺失或倒置，或者在 QRS 波群之后。
- PR 间隔：如果 P 波先于 QRS 波群则 <0.12s，否则无法测量。
- QRS 波群：0.08~0.12s。

◤ 治　疗

- 治疗旨在识别和纠正根本病因。
- 评估患者的心排血量降低和血流动力学不稳定的症状和体征。
- 监测患者的血清地高辛浓度和电解质水平。

室性期前收缩

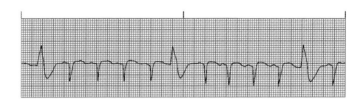

- 节律：不规则。
- 心率：反映了潜在的节律。
- 室性期前收缩（PVCs）中无 P 波，但其他 QRS 波群中有 P 波。
- PR 间隔：不可测量，潜在节律除外。
- QRS 波群：提前出现，宽大且畸形，持续时间 > 0.12s，QRS 波群在基础节律中是正常的。

☑ 治　疗

- 如果患者无症状且没有心脏疾病，通常无需治疗。
- 如果出现症状和体征，或有比较危险的 PVCs，则需根据病因进行治疗。
- 如果 PVCs 单纯是由于心脏引起的，则可以使用抑制心律失常的药物。
- 当 PVCs 是非心脏原因导致时，治疗旨在纠正根本病因，例如调整患者的药物治疗方案或纠正酸中毒。
- 开始有效治疗前应持续监测患者的 ECG。
- 密切观察患者病情，以发现更频繁的 PVCs 或更危险的 PVCs 模式，例如二联律、三联律或成对三联律等。

第 4 章　开放气道、人工呼吸和人工循环

室性心动过速

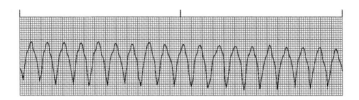

- 节律：规律。
- 心率：心房率无法确定；心室率为 100~250/min。
- P 波：消失。
- PR 间隔：无法测量。
- QRS 波群：>0.12s；宽大且畸形。

◢ 治　疗

- 确定患者是否有意识、自主呼吸及可触及的颈动脉搏动。
- 如果患者有无脉性室性心动过速，则须立即除颤。
- 如果患者有脉搏但不稳定（如低血压、胸痛、气短、头晕等），应立即进行同步心脏电复律。
- 按医嘱给药，如利多卡因、普鲁卡因胺等。
- 对药物治疗无反应的慢性反复发作患者可能需要植入心脏除颤器。

心室颤动

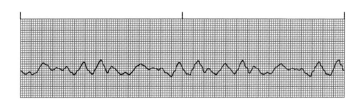

- 节律：混乱。
- 心率：无法确定。
- P 波：缺失。
- PR 间隔：无法测量。
- QRS 波：无法识别。

◪ 治　疗

- 及时治疗，确保遵循设施要求和紧急医疗系统指南。
- 在 10s 内开始高效的 CPR，并持续进行直至除颤器到达。
- 立即用 360J（单相除颤器）或 120~200J（双相除颤器）的能量对患者进行除颤。
- 遵循高级心脏生命支持方案进行 CPR 和给药。
- 建立气道并为患者通气。
- 处理 Hs[*] 和 Ts[#]。

---

*# 详见第 129 页

心脏停搏

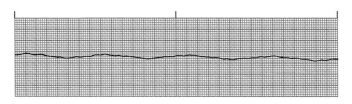

- 节律：心房律通常无法识别；心室率无节律。
- 心率：心房率通常无法识别；心室率无心率。
- P 波：可能存在。
- PR 间隔：无法测量。
- QRS 波群：缺失或偶尔有逸搏。

◩ 治　疗

- 通过检查多个心电图导联来验证心脏停搏。
- 立即治疗：有效的 CPR，给予氧疗并通过气管插管进行高级气道控制。
- 识别和治疗潜在的 Hs 和 Ts，否则心脏停搏会很快变得不可逆转。
- 静脉注射肾上腺素。

一度房室传导阻滞

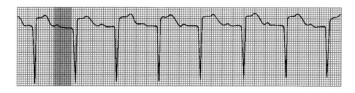

- 节律：规律。
- 心率：在正常范围内。
- P波：正常。
- PR间隔：>0.20s（见阴影区域），但恒定。
- QRS波群：0.08~0.12s。

◢ 治 疗

- 治疗旨在识别和纠正根本病因。
- 监测患者的心电图，以观察是否进展为更严重的传导阻滞。
- 谨慎服用地高辛、钙通道阻滞剂和 β – 肾上腺素受体阻滞剂。

二度Ⅰ型房室传导阻滞

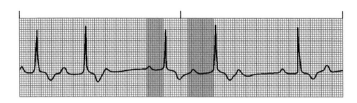

- 节律：心房律规则；心室律不规则。
- 心率：心房率超过心室率。
- P 波：正常。
- PR 间隔：逐渐延长（见阴影区域），直到出现 P 波，但没有 QRS 波群。
- QRS 波群：0.08~0.12s。

◢ 治　疗

- 监测患者的心律，阻滞程度可能会加重，尤其是在急性心肌梗死早期。
- 仅治疗有症状的患者，当纠正根本病因后，心律通常可以得到纠正。
- 评估患者对该心律干预的耐受性，并观察心排血量减少的迹象。
- 如果需要，请保持经皮起搏，直到心律失常消失。
- 确保建立静脉通路。

二度 II 型房室传导阻滞

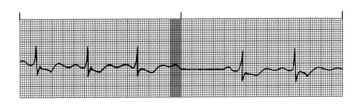

- 节律：可以规则也可以不规则。
- 心率：心房率在正常范围内；心室率低于心房率，但可能在正常范围内。
- P 波：正常。
- PR 间隔：当出现时，PR 间隔和传导节律一致。
- QRS 波群：在正常范围内；脱漏时缺失（见阴影区域）。

治　疗

- 观察心脏节律是否发展为更严重的传导阻滞。
- 评估患者是否有可纠正的病因，例如缺血。
- 让患者卧床休息并给予氧疗，以减少心肌耗氧。
- 如果患者没有严重的症状或体征，请持续监测，保持经皮起搏器连接在患者身上或在房间内，为插入静脉起搏器做准备。
- 如果患者有严重的症状或体征，应按医嘱给药，直到经静脉放置心脏起搏器为止。

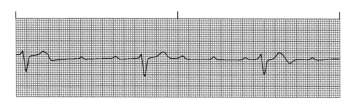

- 节律：规则。
- 心率：心房率和心室率独立发生。心房率为 60~100/min。心室率如果存在结内阻滞，则为 40~60/min；如果存在结后阻滞，则 <40/min。
- P 波：正常。
- PR 间隔：多变，不适用或无法测量。
- QRS 波群：正常或变宽。

◢ 治 疗

- 确保患者已建立静脉通路。
- 给氧。
- 评估患者是否有可纠正的心律失常。
- 尽量减少患者活动，并限制其卧床休息。
- 如果患者有严重的症状或体征，建议立即进行治疗，包括经皮起搏和紧急药物治疗。
- 如果患者有症状，保持临时经静脉起搏，直到确定需要使用永久性起搏器。

Hs 和 Ts

Hs 的病因	评估	治疗
低血容量 (Hypovolemia) · 恶心和呕吐 · 出血 · 液体丢失	· 心动过速 · 灌注不良 · 精神状态改变 · 儿童烦躁不安 · 毛细管充盈时间 >2s · 不良喂养史 · 尿布浸湿次数减少 · 眼泪减少	· 给予等渗液体（儿童20mL/kg，快速推注） · 控制出血 · 输注红细胞（儿童 10mL/kg）
低氧 (Hypoxia) · 氧合不足	· 呼吸音 · 气管插管 · 动脉血气分析	· 给氧 · 评估通气是否充足 · 给予高质量心肺复苏术（CPR） · 高级气道评估
低体温 / 体温过高 (Hypo/ Hyperthermia) · 体温过低 · 心脏病	· 直肠温度	· 提供主动 / 被动外部复温或冷却 · 提供主动 / 被动内部复温或冷却
高和低 (High and Low) · 电解质水平 · K^+、Na^+、 Mg^{2+}、Ca^{2+}	· 既往史 / 体格检查 · 危险因素 · 实验室检查	· 低：补充电解质 （K^+、Mg^{2+}、Ca^{2+} 等） · 高：结合剂，如富硒酚或聚磺苯乙烯，给予胰岛素和葡萄糖 / 碳酸氢钠、沙丁胺醇
低血糖症 (Hypoglycemia) 高血糖症 (Hyperglycemia)	· 既往史 / 体格检查 · 实验室检查	· 高：液体复苏、胰岛素，注意监测 K^+ 和葡萄糖水平 · 低：儿童给予 50% 或 25% 葡萄糖，婴儿给予 10% 葡萄糖
高氢离子 (Hydrogen ion) · 酸中毒 · 糖尿病酮症酸中毒 · 药物过量 · 肾衰竭	· 临床检测 · 动脉血气分析 · 实验室检查	· 高质量 CPR · 最佳灌注 · 碳酸氢钠 · 静脉输液

Hs 和 Ts（续）

Ts 的病因	评估	治疗
创伤 (Trauma) · 严重创伤 · 电刑 · 电击 · 淹溺	· 病史 · 体格检查 · 出血	· 治疗根本病因 · 使用止血带 · 给予氨甲环酸（TXA） · 给予液体和血制品 · 复苏性主动脉球囊反搏（REBOA）
张力性气胸 (Tension pneumothorax) · 有无哮喘 · 原因 · 外伤 · COPD，肺大疱 · 呼吸机 · 正压	· 危险因素 · 增加呼吸做功 · 心动过速 · 低血压 · 肺呼吸音减弱 · 气管偏移 · 颈静脉怒张	· 压迫针头 · 插入胸腔外引流管
肺血栓形成 (Thrombosis, lungs) · 肺栓塞	· 危险因素 · 病史 · 超声或通气灌注扫描 · 螺旋 CT	· 补充血容量 · 给予血管活性药物 · 给予肝素 · 使用溶栓剂 · 手术
心脏血栓形成 (Thrombosis, heart) · 急性心肌梗死 · 其他急性冠脉综合征	· 心电图结果 · 血清标志物	· MONA，血管活性药 · 紧急经皮冠状动脉腔内血管形成术 · 溶栓药
心脏压塞 (Tamponade, cardiac) · 外伤 · 胸外心脏按压 · 中心线插入	· 危险因素 · 病史 · 颈静脉怒张 · 心音遥远 · 低血压 · 超声：超声心动图或快速床旁超声（FAST）	· 给予晶体液以增加心脏前负荷 · 紧急心包穿刺术 · 开胸手术

Hs 和 Ts（续）

Ts 的病因	评估	治疗
药物和毒素 (Tablets and toxins) ·卡芬太尼，阿片类药物，三环类抗抑郁药，吩噻嗪类，β–受体阻滞剂，钙通道阻滞剂，可卡因，地高辛，阿司匹林，对乙酰氨基酚，杀虫剂，有机磷农药	·危险因素 ·病史 ·毒性	·个人防护装备(PPE) ·药物或毒素的特定解毒剂

第 4 章 开放气道、人工呼吸和人工循环

第 5 章

监 测

Monitor

机械通气术语

- 持续气道正压通气（CPAP）：在整个呼吸周期内，呼吸机向患者提供持续的气道正压。要求患者必须能够自主呼吸。

- 吸入氧浓度（FiO$_2$）：呼吸机向患者提供的氧气量。

- 分钟通气量（V$_E$）：呼吸频率和潮气量的乘积。

- 呼气末正压（PEEP）：在呼气末，呼吸机提供持续的气道正压，用于复张肺泡，且维持肺泡开放。

- 呼吸频率：呼吸机每分钟向患者提供的呼吸次数。

- 触发敏感度设置：患者触发呼吸机进入吸气循环时，所需要做的吸气功。

- 叹息量：呼吸机向患者提供其正常潮气量 1.5 倍的深呼吸。

- 潮气量（V$_T$）：在每个呼吸周期内，呼吸机向患者提供的吸气量通常为 8~12mL/kg。

机械通气模式

治疗师通常根据医嘱来启动机械通气装置和调整呼吸机参数。

模式（设置）	功能
辅助 / 控制通气（A/C）	· 患者无自主呼吸→按预设潮气量（V_T）进行控制通气（C） · 患者开始呼吸→按预设潮气量（V_T）进行辅助通气（A）
控制通气（CV）	· 无论患者是否开始呼吸，均以固定的频率预设潮气量（V_T）进行控制通气。常用于呼吸暂停患者
高频通气（HFV）	· 以 60~100/min 的高频率输送较小的潮气量进行通气 · 需使用镇静剂和药物诱导麻痹 · 适用于短时间内血流动力学不稳定或存在气胸风险的患者
独立肺通气（ILV）	· 两台呼吸机分别用于每个肺的通气 · 需双腔气管插管 · 需使用镇静剂和药物诱导麻痹 · 适用于双肺存在不同疾病进程的患者
反比通气（IRV）	· 吸呼比 2:1 或更高以延长吸气时间 · 需使用镇静剂和药物诱导麻痹 · 适用于即使持续呼气末正压（PEEP）通气仍缺氧的患者，帮助其改善氧合
压力支持通气（PSV）	· 患者自主吸气触发→呼吸机按预设的正压进行辅助通气 · PSV 帮助增加自主潮气量（V_T）→减轻患者的呼吸负荷
同步间歇指令通气（SIMV）	· 按预设呼吸频率提供指定的潮气量（V_T） · 患者可通过自主呼吸补充通气→根据患者的自主呼吸能力调节预设的潮气量（V_T）和呼吸频率

呼吸机报警检修

信号	故障原因	干预措施
低压报警	·管路断开	·重新将导管连接到呼吸机
	·气管内插管移位	·检查插管位置，必要时重新复位。如发生拔管或者移位，应手动通气，同时立即呼叫医生
	·低气囊内压导致潮气量泄漏	·在导管周围听到嘶嘶声，证明有漏气。若存在，应检查气囊压力，如果不能恢复气囊内压，应立即呼叫医生
	·呼吸机故障	·断开患者和呼吸机的连接，必要时手动通气，并更换呼吸机
	·呼吸机回路漏气	·确保所有的连接处均完好无损。检查导管有无破孔或漏气。检查湿化瓶，若破损及时更换
高压报警	·气道压力增加或肺顺应性降低	·肺部听诊证实肺实变、肺气压伤、哮喘加重。若被证实可呼叫医生
	·患者咬住气管内插管	·若需要可置入咬合块（牙垫）
	·气道分泌物	·吸痰或者拍背排痰
	·管道的冷凝水	·检查管道中的冷凝水，并排掉所有液体
	·插管进入右主支气管	·检查插管位置，若导管下滑呼叫医生
	·咳嗽、呕吐或试图说话	·如果患者对抗呼吸机，医生可给予镇静剂或肌肉松弛药
	·胸壁阻力	·重新调整患者体位以改善胸部扩张。如果不能改善，可给予镇痛药
	·高压安全阀故障	·更换故障设备
	·支气管痉挛	·评估原因，通知医生

CO₂水平监测

CO₂波形分析仪是测定CO₂水平的金标准，可根据制造商说明书进行使用和校正。

◩ 正常和异常呼气末CO₂（ETCO₂）波形图

正常CO₂波形图

正常的CO₂波形图代表一个呼吸周期内CO₂水平动态变化的波形

该波形具备以下特征：

· A–B：基线
· B–C：呼气上升相
· C–D：呼气平台期
· D：呼气末浓度
· D–E：吸气相

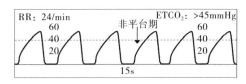

支气管痉挛／哮喘

其他可能的病因：

· 支气管痉挛/COPD
· 呼吸回路呼气侧阻塞
· 上呼吸道异物
· 人工气道阻塞或部分弯折

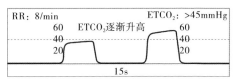

*ETCO₂水平升高(通气不足)

其他可能的病因：

· 呼吸频率（RR）减慢
· 潮气量减少
· 代谢率增加
· 体温迅速上升（恶性高热）

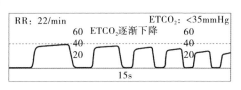

*ETCO₂水平降低(过度通气)

其他可能的病因：

· 呼吸频率增快
· 潮气量增加
· 代谢性酸中毒
· 体温下降

重复呼吸 CO₂
其他可能的病因：
· 呼气阀故障
· 吸气流量不足
· 部分重复呼吸
· 呼气时间不足

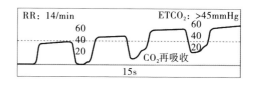

箭毒裂
其他可能的病因：
· 使用机械通气
· 箭毒裂深度与肌肉松弛程度呈正比

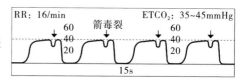

心搏骤停
其他可能的病因：
· 心排血量减少或消失
· 肺灌注减少或消失
· CO₂值突然下降

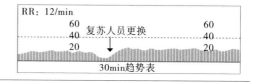

自主循环恢复（ROSC）
其他可能的病因：
· 心排血量增加
· 肺灌注增加
· CO₂产生逐渐增加

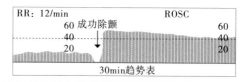

* 假设有足够的循环和肺泡气体交换

◪ CO₂ 检测仪（比色法）

通过检测呼出气体中的 CO₂ 水平来确定气管插管的正确位置。一般短期使用，之后更换为 CO₂ 波形分析仪。在读取设备上的颜色之前，先给予 6 次通气（人工或机械）。

- 金色：很好，导管位置良好，且能检测出 CO₂。
- 紫色：有问题，导管位置不佳。
- 棕色：结果不确定。

DOPE 助记符

D(Displacement of tube, **导管移位**）：可采用听诊患者肺呼吸音和 CO_2 波形分析仪来检查导管的位置。如果不能校正，可拔出气管插管，并给予无创面罩通气（100% O_2）。

O (Obstruction, **梗阻**）：气管内插管梗阻包括黏液栓、呼吸机管道弯折等，应纠正梗阻，吸除分泌物。

P (Pneumothorax, **气胸**）：听诊肺部呼吸音消失或改变，经胸部 X 线检查确诊后用空心针穿刺减压，行胸腔穿刺引流。

E (Equipment failure, **设备故障**）：断开患者和呼吸机的连接，立即给予人工通气（100% O_2）。若气管插管存在问题，拔出导管并给予无创面罩通气（100% O_2）。

冠状血管

前面观

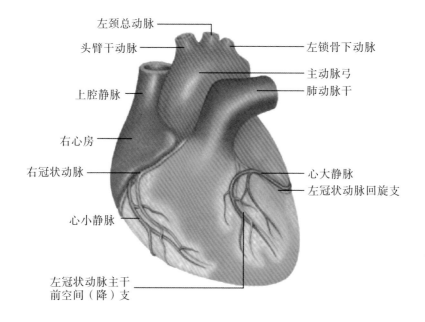

左颈总动脉

头臂干动脉

左锁骨下动脉

主动脉弓

肺动脉干

上腔静脉

右心房

右冠状动脉

心大静脉

左冠状动脉回旋支

心小静脉

左冠状动脉主干
前空间（降）支

冠状血管（续）

后面观

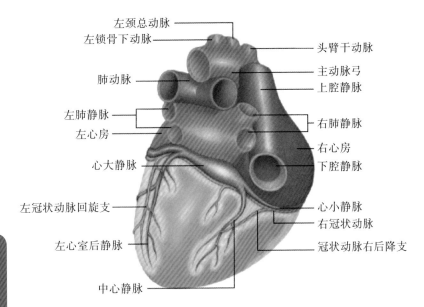

左颈总动脉
左锁骨下动脉
头臂干动脉
主动脉弓
肺动脉
上腔静脉
左肺静脉
右肺静脉
左心房
右心房
心大静脉
右心房
下腔静脉
左冠状动脉回旋支
心小静脉
右冠状动脉
左心室后静脉
冠状动脉右后降支
中心静脉

爱氏三角

由三个双极肢体导联轴（Ⅰ、Ⅱ、Ⅲ）所组成的三角形称为爱氏三角（Einthoven's triangle）。由于三个导联的电极位置到心脏的距离是相等的，因此该三角形为等边三角形。

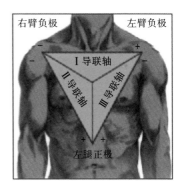

Ⅰ导联轴从一个肩膀到另一个肩膀，右臂为负极，左臂为正极。Ⅱ导联轴从右臂的负极延伸到左腿的正极。Ⅲ导联轴从左臂的负极延伸到左腿的正极。

12 导联心电图：心前区导联的电极位置

心前区导联的电极位置如下所示：

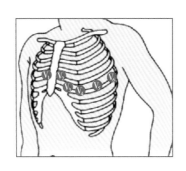

V_1：第 4 肋间隙（ICS），胸骨右缘。

V_2：第 4 肋间隙，胸骨左缘。

V_3：V_2 和 V_4 连线的中点。

V_4：第 5 肋间隙，左锁骨中线。

V_5：第 5 肋间隙，左腋前线。

V_6：第 5 肋间隙，左腋中线。

右侧心前区导联的电极位置

右侧心前区导联通常用来检查右心室心肌梗死（STEMI），电极位置如下所示（左侧心电图的镜像）：

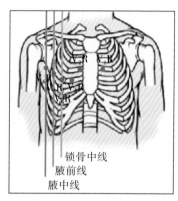

V$_1$R：第 4 肋间隙，胸骨左缘。

V$_2$R：第 4 肋间隙，胸骨右缘。

V$_3$R：V$_2$R 和 V$_4$R 连线的中点。

V$_4$R：第 5 肋间隙，右锁骨中线。

V$_5$R：第 5 肋间隙，右腋前线。

V$_6$R：第 5 肋间隙，右腋中线。

手臂和腿的电极、导线保持不变。确保将该心电图标记为"右侧心电图"。

后部导联的电极位置

为确保心电图阅读的准确性和检查后部心肌梗死，分别将 V$_7$ 放在腋后线上，V$_9$ 放在脊柱旁线上，V$_8$ 放在二者中点，且保持 V$_7$、V$_8$、V$_9$ 导联与位于第 5 肋间的 V$_6$ 导联在相同的水平线上。

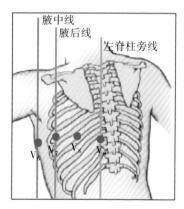

后部导联的电极位置（续）

心电图各导联的连接方法如下（使用一台标准 12 导联心电图机）：

- 将 V_6 导线连接到 V_9 电极上。
- 将 V_5 导线连接到 V_8 电极上。
- 将 V_4 导线连接到 V_7 电极上。
- V_1 到 V_3 导线的连接方法与标准 12 导联心电图检查时相同。
- 将 V_1 导线连接到 V_1 电极上。
- 将 V_2 导线连接到 V_2 电极上。
- 将 V_3 导线连接到 V_3 电极上。

手臂和腿的电极、导线保持不变，将该心电图标记为"后部心电图"。

电轴测定：象限法

下图有助于快速确定电轴方向。首先观察Ⅰ导联中QRS波的偏移方向，Ⅰ导联表示电冲动向左或向右偏移，aVF表示电冲动向上或向下偏移。然后参照下图可判断出患者的电轴是正常电轴、电轴左偏、电轴右偏或极右偏。

- 正常电轴：两个导联的QRS波均呈正向直立。
- 电轴左偏：Ⅰ导联的QRS波呈正向直立，而aVF导联呈负向朝下。
- 电轴右偏：Ⅰ导联的QRS波呈负向朝下，而aVF导联呈正向直立。
- 电轴极右偏：两个导联的QRS波均呈负向朝下。

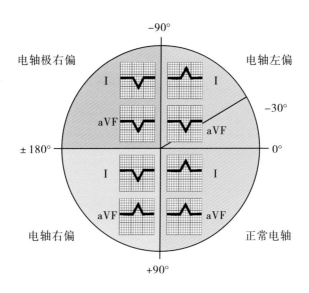

心肌损伤定位

　　掌握了急性心肌梗死导联的特征性变化之后，可采用下表帮助明确受损区域。将第二列出现特征性变化（ST 段抬高、病理性 Q 波）的导联与第一列受损的心壁和第三列涉及的动脉相匹配，第四列表示相反导联的变化。

◢ 心脏图

心肌梗死定位

　　观察所有导联中 ST 段和 Q 波的变化。将各导联按解剖位置分组，如下图所示：

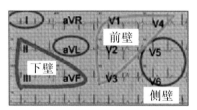

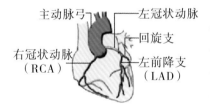

ST 段

　　缺血的特征性改变可以归因于供应该区域的不同的冠状动脉。

心肌梗死位置	ST 改变的导联	受损的冠状动脉
前壁	V_1、V_2、V_3、V_4	左前降支
间壁	V_1、V_2	左前降支
左侧壁	I、aVL、V_5、V_6	左回旋支
下壁	II、III、aVF	RCA
右心房	aVR、V_1	RCA
后壁 *	后部导联	RCA
右心室 *	右侧导联	RCA

* 可采用右侧和后部导联，帮助确诊心肌梗死

RCA：右冠状动脉

心肌损伤定位（续）

受损心壁	相关导联	供血动脉	相反导联变化
前壁	V_2、V_3、V_4	LCA[*]，左前降支	Ⅱ、Ⅲ、aVF
前侧壁	Ⅰ、aVL、V_3、V_4、V_5、V_6	左前降支，对角分支，回旋支和边缘分支	Ⅱ、Ⅲ、aVF
前间壁	V_1、V_2、V_3、V_4	左前降支	无
下壁	Ⅱ、Ⅲ、aVF	RCA	Ⅰ、aVL
侧壁	Ⅰ、aVL、V_5、V_6	LCA 的回旋支	Ⅱ、Ⅲ、aVF
后壁	V_8、V_9	RCA 或回旋支	V_1、V_2、V_3、V_4（在 V_1 和 V_2 的 R 波高于 S 波，ST 段压低，T 波升高）
右心室	V_4R、V_5R、V_6R	右冠状动脉	无

LCA：左冠状动脉；RCA：右冠状动脉

心脏监护导联定位

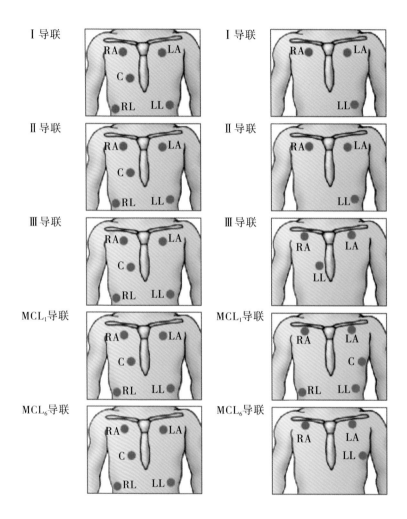

⬛ 5- 导联线系统

I 导联

II 导联

III 导联

MCL₁导联

MCL₆导联

⬛ 3- 导联线系统

I 导联

II 导联

III 导联

MCL₁导联

MCL₆导联

*译者注: RA: 胸骨右缘锁骨中线第 1 肋间; LA: 胸骨左缘锁骨中线第 1 肋间; C: 胸骨左缘第 4 肋间;
LL: 左锁骨中线肋缘处; RL: 右锁骨中线肋缘处

血流动力学指标

参数	正常范围
平均动脉压（MAP）= $\dfrac{收缩压（SBP）+2\,舒张压（DBP）}{3}$	70~105mmHg
中心静脉压（CVP），右心房压（RAP）	2~6cmH$_2$O；2~8mmHg
右心室压	20~30mmHg（收缩期） 0~8mmHg（舒张期）
肺动脉压（PAP）	20~30mmHg（收缩期，PAS） 8~15mmHg（舒张期，PAD） 10~20mmHg（平均压，PAM）
肺动脉楔压（PAWP）	4~12mmHg
心排血量（CO）= 心率（HR）× 每搏输出量（SV）	4~8L/min
心排血指数（CI）= $\dfrac{心排血量（CO）}{体表面积（BSA）}$	2.5~4L/（min·m^2）
每搏输出量（SV）= $\dfrac{CO}{HR}$	60~100mL
每搏指数	30~60mL/m^2
外周血管阻力	900~1 200dyn/（s·cm^{-5}）
外周血管阻力指数	1 360~2 200dyn/（s·cm^{-5}·m^2）

艾伦试验

在进行动脉血气分析或动脉穿刺置管前必须进行艾伦试验（Allen's test）以评估患者手部的侧支循环。

（1）让患者将手抬高至心脏水平之上。

（2）嘱患者做握拳动作。

（3）同时压迫桡动脉和尺动脉阻止血流通过。

（4）让患者保持手高度不变的同时，嘱其伸开手掌，此时手掌苍白，毛细血管充盈不足。

（5）停止压迫尺动脉，保持压迫桡动脉，阻止血流通过。

（6）手掌在5~7s内恢复正常颜色，表明手部尺动脉血供充足，可以进行桡动脉穿刺置管。

（7）记录艾伦试验的结果。

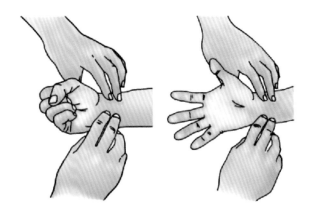

动脉压监测

正常动脉压产生一个代表心室收缩和舒张的特征性波形。该波形由五个不同的部分组成：上升支、收缩峰值、下降支、降中峡和舒张期结束。

当血液通过开放的主动脉瓣快速从心室喷射到主动脉时形成上升支，标志着波形初始上升段。快速射血引起动脉压急剧上升出现了波形最高点，称为收缩峰值。

当血液流入外周血管后动脉压下降，波形开始呈下降趋势，该阶段被称为下降支。动脉压持续下降直到心室压低于主动脉根部压。当这种情况发生时，主动脉瓣关闭。在波形下降侧出现一个小缺口，称为降中峡。

当主动脉瓣关闭后，舒张期开始；当主动脉根部压逐渐下降至最低点时，舒张期结束。在波形上称为舒张期结束。

正常动脉波形

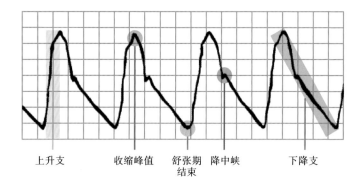

上升支　　　收缩峰值　　舒张期　降中峡　　　下降支
　　　　　　　　　　　　结束

动脉压监测（续）

通常采用桡动脉置管进行动脉压监测，其适应证包括：

- 血压不稳定。
- 血流动力学不稳定。
- 滴注血管活性药物。
- 频繁采血。
- 病态肥胖［无法佩戴合适尺寸的无创测压（NIBP）袖带］。

将动脉导管连接到压力传感器。连接压力传感器，遵循所在部门的压力传感器设备安装政策和流程，根据厂家说明书，将设备校零。必须将压力传感器放置在患者的静脉静力学轴*上，即右心房水平。

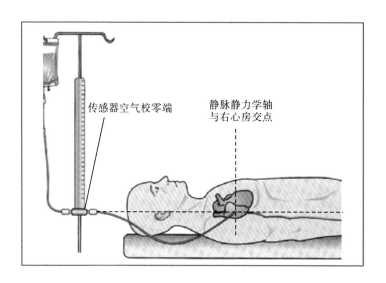

传感器空气校零端

静脉静力学轴
与右心房交点

---

*译者注：即胸廓前后径中点腋中线，第4肋间

动脉压监测（续）

　　静脉静力学轴是经胸骨右侧缘第 4 肋间画一条假想的垂直线来定位的，第二条假想线是经前胸和后背的中点处画一条水平线，静脉静力学轴位于二者相交处。

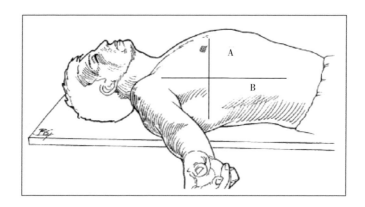

中心静脉压监测

中心静脉压（CVP）能直接监测腔静脉和右心房压力。多腔式中心静脉导管（CVC）需被置入大静脉内，如锁骨下静脉和股静脉（不常见）。将CVC远端端口连接到压力传感器上，以监测容量负荷状态和右心室（RV）功能。连接设备，遵循所在部门中压力传感器设备安装方法和流程，并根据厂家说明书，将导管校零。压力传感器必须放在患者静脉静力学轴上，即右心房水平，说明和描述参见动脉压监测。

● CVP正常值：2~6mmHg。

● CVP升高的原因：

– 液体过多，导致回心血量增加。

– 心力衰竭或肺动脉（PA）狭窄，导致静脉淤血，限制静脉流出。

– 呼气末正压通气（PEEP），过度紧张。

● CVP下降的原因：

– 出血引起的低血容量性休克，体液转移，脱水。

– 负压呼吸，当患者深吸气时可发生胸膜腔压力下降。

正常肺动脉波形

◢ 右心房

当导管尖端进入右心房时，监视器出现类似于右图的波形。a 波代表右心室舒张末压；v 波代表右心房充盈压。

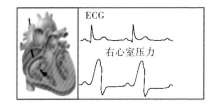

◢ 右心室

当导管尖端到达右心室，可看到一条有明显的收缩期上升支和舒张期下降支的波形。

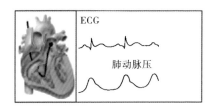

◢ 肺动脉

随后导管漂浮至肺动脉，引起如右图所示的波形。该处的上升支比右心室的波形更平缓，降中峡提示肺动脉瓣关闭。

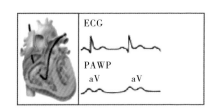

◢ 肺动脉楔压

当球囊漂浮进入肺动脉远端分支，直到楔入狭窄的血管无法通过时，监视器出现肺动脉楔压（PAWP）波形。a 波代表左心室舒张末压；v 波代表左心房充盈压。

肺动脉导管故障检修

问题	可能的原因	处理措施
无波形	传感器未打开	· 检查活塞 · 重新评估波形
	传感器或监视器设置不当	· 重新检查所有连接 · 调整传感器 · 更换系统
高阻波形	管路中存在空气	· 检查系统中有无空气 · 抽出空气
	导管尖端堵塞	· 按规定用注射器抽出凝血块 · 如果成功，冲洗管路 · 若未抽出血凝块，不能冲洗管路，应通知医生
	导管尖端贴壁	· 按规定改变导管的位置 · 调整患者体位 · 嘱患者咳嗽
不稳定波形	导管上抛	· 调整患者体位 · 尽可能缩短管路
错误压力值	错误的校对或传感器位置错误	· 重新校对系统 · 调整传感器
心室波形	导管进入右心室	· 用 1.5mL 空气给气囊充气使导管进入肺动脉 · 若失败，通知医生调整导管位置
持续肺动脉楔压（PAWP）波形	导管移位或气囊充气	· 调整患者体位 · 嘱患者咳嗽 · 若失败，通知医生
无 PAWP 波形	气囊破裂	· 注意气囊的完整性 · 检查有无血液从气囊流出 · 嘱患者左侧卧位，封住气囊充气端，并通知医生

颅内压波形

A、B 和 C 三种波形可用来监测颅内压（ICP）。颅内压可用来计算代表脑血流量的脑灌注压（CPP）。有各种各样的导管可用，包括脑室内导管、蛛网膜下腔钻钉和硬膜外监测器，各有其特殊的适应证和护理措施。脑室内导管也可用于引流脑脊液，用来控制升高的颅内压。

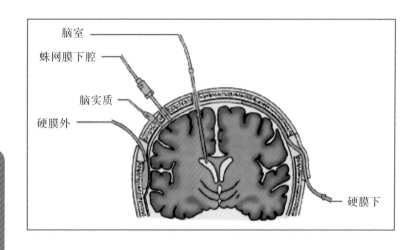

◪ 适应证

- 重型颅脑损伤（GCS<9
  分）。
- 控制 ICP 和脑灌注压
  （CPP）。
- 缺血性脑血管事件。

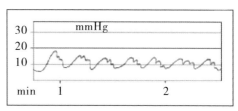

◪ 正常波形

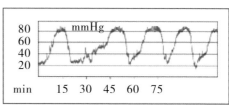

正常颅内压波形（如右图所示）的典型表现为收缩期急速向上的陡波，随后出现舒张期伴有降中峡的向下斜波。在大多数情况下，这种波形持续出现，代表 ICP 在 0~15mmHg 正常压力范围波动。

为了保证准确性，压力传感器必须水平放置。遵从所在部门压力传感器设备的安装政策和流程，并根据厂家说明书将设备校零，且将压力传感器放在 Monro 孔处。Monro 孔在体表位置的投影为外眦与耳屏或外耳道连线的中点。

适度镇静

适度镇静又称为清醒镇静或程序性镇静：是一种药物诱导的意识抑制，被用于各种治疗和诊断过程。当给予患者适度镇静时，其应当能够做到以下几点：

- 有目的地回应口头命令（可能需要轻微的触觉刺激）。
- 在无干预的情况下保持呼吸道通畅。
- 保持心血管功能稳定。

用来实现适度镇静的药物应具有快速起效和可预测的作用，且术后患者应能快速恢复，常用药物包括芬太尼、依托米酯、氯胺酮、咪达唑仑、吗啡和异丙酚。

在给予适度镇静之前，护士应做到以下几点：

- 确认患者禁食水（NPO）情况和已签名的同意书。
- 室内环境下监测患者的基本生命体征和脉搏血氧饱和度。
- 评估患者的心脏和呼吸状态。
- 识别患者的马氏气道分级（Mallampati airway classification）（见第 161 页）。
- 确认静脉通路是否通畅。
- 确保如心脏监护仪、血压袖带、血氧饱和度监测仪及 CO_2 检测仪等设备正常工作。
- 确保复苏设备如氧气、吸引器、高级气道支持设备、静脉输液的液体、装有抢救药物（包括逆转剂）的抢救车及除颤仪均能正常使用。
- 确保有充足的医护人员对患者进行评估、监控和恢复。

给予适度镇静时，要求如下：

- 护士必须根据医院的政策与所在国家和当地的法律获得评估、管理和抢救患者的资格证书。

适度镇静（续）

- 护士必须根据国家护理委员会的管理条例了解哪些药物在其实际使用范围内（处方权）。
- 必须持续监测患者的氧合、通气和循环状态。
- 护士必须根据医院的规定和政策监测和记录患者的恢复情况。

另外，应遵从部门政策，采用有效的评分工具来判断镇静程度，如 RASS 躁动–镇静评分量表。

◢ RASS 躁动–镇静评分量表

RASS 躁动–镇静评分量表

分数		表现
+4 分	有攻击性	暴力，对工作人员有直接危险
+3 分	非常躁动	拔管或移管，有攻击性
+2 分	烦躁不安	频繁、无目的地运动，对抗呼吸机
+1 分	焦虑不安	焦虑，忧虑，无攻击性地或无力移动身体
0 分	警惕和平静	
–1 分	昏昏欲睡	未完全警觉，声音刺激可保持清醒（睁眼交流保持时间 >10s）
–2 分	轻度镇静	对声音刺激可短暂清醒（睁眼和交流保持时间 < 10s）
–3 分	中度镇静	对声音刺激睁眼或移动身体（无眼神交流）
–4 分	重度镇静	对声音刺激无反应，但身体刺激时睁眼或移动身体
–5 分	昏迷	对身体和声音刺激均无反应

麻醉后恢复评分系统

在全身麻醉或镇静镇痛之后对患者每15min进行一次评估，直到其符合以下评分系统中定义的出院标准。满分为10分，患者应至少达到8分，才符合出院标准。

标准	内容	得分
肢体活动度 (Activity)	可自主或按指令移动四肢	2
	可自主或按指令移动两个肢体	1
	不能移动（不能移动肢体）	0
呼吸系统 (Respiration)	能咳嗽和自由深呼吸	2
	呼吸困难或通气不足	1
	呼吸暂停	0
循环系统 (Circulation)	血压波动在麻醉前的20%	2
	血压波动在麻醉前21%~49%	1
	血压波动超出麻醉前50%	0
意识状态 (Consciousness)	完全清醒	2
	对语言刺激（包括姓名）有反应	1
	无反应	0
血氧饱和度 (Qxygen saturation)	在室内空气中保持血氧饱和度>92%	2
	辅助供氧后可保持血氧饱和度>92%	1
	辅助供氧后血氧饱和度<92%	0

马氏气道分级

I 级	II 级	III 级	IV 级
容易插管	容易插管	插管困难	插管困难

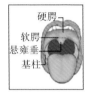

软腭、悬雍垂、咽喉、扁桃体基柱均清晰可见

可见软腭、悬雍垂、咽喉，扁桃体基柱不清晰

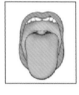

仅见软腭、悬雍垂基底部

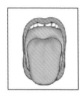

悬雍垂不可见，看不见任何软组织结构

（第一幅图标注：硬腭、软腭、悬雍垂、基柱）

腹腔间隔室综合征和腹压监测

腹压监测是指监测腹腔间隔室内压力。通过使用一个针电极将压力传感器和导尿管连接后测量膀胱内压力，或者将静脉导管放入采样端，可间接测量患者的腹腔压力。

若腹压逐渐大于腹腔器官的毛细血管灌注压，就可能导致缺血和梗死。

腹内压增加或者腹内高压可导致心排血量下降、全身血管阻力增加和静脉回流减少。腹压 >12mmHg 可被认为腹内高压（IAH）。

当腹内压超过 20mmHg 时通常伴有腹腔间隔室综合征（ACS），可导致不可逆转的器官损伤和多器官功能障碍。当压力读数增加并出现器官灌注减少症状时，可能需要手术干预保护器官功能，从而降低发病率和死亡率。

腹腔间隔室综合征和腹压监测（续）

腹内压增高的可能病因包括：

- 腹腔出血。
- 肝功能障碍和腹水。
- 胰腺炎。
- 腹部手术或创伤。
- 大面积创伤或烧伤。
- 肥胖。
- 胃排空障碍或肠梗阻。
- 大量液体复苏。
- 非甾体抗炎药的使用。
- 酒精滥用。
- 脓毒症。
- 骨盆骨折。

腹腔间隔室综合征的症状和体征：

- 腹围增加。
- 尿量减少。
- 呼吸困难。
- 晕厥。
- 恶心和呕吐。

测量腹腔压力步骤如下：

- 患者仰卧（如果必须抬高床头，则所有读数的读取必须在同一体位）。
- 将传感器放置在腋中线和髂嵴处校零。
- 将 25mL 生理盐水注入膀胱。
- 测量呼气末压力。
- 保持腹部肌肉放松。

第 6 章

管理和分类

Care/TX

头颅外伤分类

分类	具体内容
脑震荡 （头颅闭合性创伤）	· 头部受到的重击使大脑撞向颅骨，但不足以造成脑挫伤，可导致短暂的神经功能障碍。这是一种轻微的创伤性脑损伤（MTBI） · 症状和体征： 　– 易怒或嗜睡 　– 头晕、恶心、呕吐或剧烈头痛 　– 乏力、感觉异常、癫痫发作 　– 困惑、不安、激动 儿童患者除包含上述所有表现外，还会出现： · 易怒、烦躁、持续哭泣，包括在特定位置的上述反应（可能提示头晕或眩晕） · 对"屏幕"不感兴趣，紧闭双眼 · 拒绝护理、不吃饭 · 睡眠或游戏模式改变
脑挫伤 （脑组织挫伤，比脑震荡更严重）	· 当大脑受到撞击后反弹到颅骨上时，损伤发生在直接撞击部位的正下方 · 症状和体征： 　– 严重的头皮裂伤 　– 呼吸困难和意识丧失 　– 困倦、困惑、定向障碍、激动或暴力行为（因颅内压增高） 　– 偏瘫 　– 去皮质或去大脑强直 　– 瞳孔对光反射不对称
硬膜外血肿	· 血液积聚在颅骨与硬脑膜之间（通常是动脉出血） · 症状和体征： 　– 受伤后短暂的无意识期（头部外伤后的脑震荡效应），接着会有十几分钟到数小时，甚至几天的清醒期 　– 意识逐渐丧失，神经系统功能逐渐恶化 　– 严重头痛 　– 呼吸开始深且费力，逐渐变浅且不规则 　– 双侧运动障碍 　– 同侧瞳孔放大 　– 颅内压增高可能导致癫痫发作 　– 持续出血导致进行性神经功能退化

分类	具体内容
硬膜下血肿	· 硬膜下积血引起的脑膜出血 · 症状和体征： – 与硬膜外血肿相似，但出现症状和体征可能更缓慢或迅速
颅内血肿	· 外伤性或自发性脑实质血管破裂出血所致神经功能障碍，具体症状取决于出血量及部位 · 症状和体征： – 由于颅内压增高和出血，昏迷前瞬时无反应或神志清醒 – 可能出现运动障碍和去皮质或去大脑强直
颅骨骨折	· 四种类型：线形、粉碎型、凹陷型和基底型骨折 · 症状和体征： – 可能无症状，取决于潜在的脑损伤 – 与面部骨折相关的运动、感觉、脑神经功能障碍 – 颅前窝基底部骨折：眼眶周围瘀斑（熊猫眼），嗅觉缺失（第 I 对脑神经受累）和瞳孔不等大（第 II、III 对脑神经受累） – 颅中窝基底部骨折：脑脊液鼻漏（CSF），脑脊液耳漏（CSF），鼓室出血（鼓室膜积血），乳突皮下瘀斑（Battle 征），面瘫 – 颅后窝基底部骨折：延髓功能障碍表现，如心血管系统和呼吸系统衰竭

脊髓损伤类型

类型	内容	症状和体征
完全横断	· 所有脊髓束完全中断 · 脊髓横断面以下的所有功能丧失 · 完全永久性损失	· 颈髓横断导致运动功能丧失（四肢瘫痪）；胸髓横断导致截瘫 · 肌肉松弛 · 脊髓损伤平面以下所有反射和感觉功能丧失 · 膀胱和肠麻痹；麻痹性肠梗阻 · 下半身血管舒缩功能丧失导致血压低且不稳定 · 损伤平面以下排汗功能丧失 · 皮肤苍白、干燥 · 呼吸功能障碍
不完全横断：脊髓中央管综合征	· 脊髓中心部分受影响 · 通常由过度伸展损伤引起	· 上肢的运动障碍比下肢严重 · 膀胱功能障碍程度不一
不完全横断：脊髓前管综合征	· 因骨碎片压迫导致脊髓前动脉闭塞	· 损伤平面以下运动功能丧失 · 损伤平面以下痛觉、温度觉丧失 · 触觉、压力、位置感和振动觉尚完整
不完全横断：脊髓半切综合征	· 脊髓半切面受累 · 最常见于刺伤和枪伤 · 一侧脊髓束受损	· 损伤平面以下同侧瘫痪或轻瘫 · 损伤平面以下同侧触觉、压力感知、振动觉、位置感缺失 · 损伤平面以下对侧痛觉、温度觉缺失

自主反射功能障碍

危及生命的紧急医疗事件——突发高血压，通常发生于第6胸椎或以上脊髓损伤患者。通常由于膀胱充盈、排便、久坐、性活动引起，其治疗目的是消除病因。

◪ 症状和体征

- 收缩压和舒张压显著升高，收缩压高于基线值 20mmHg 或舒张压高于基线值 10mmHg。
- 鼻塞。
- 头痛和视物模糊。
- 脊髓损伤平面以下立毛肌收缩。
- 脊髓损伤平面以上皮肤潮红、发汗。

脑卒中的症状和体征

部位	症状和体征
大脑中动脉	· 失语症 · 语言障碍 · 阅读障碍 · 书写困难 · 视野缺损 · 患侧偏瘫，面部和上肢比下肢更严重
颈内动脉	· 头痛 · 无力 · 瘫痪 · 麻木 · 感觉变化 · 患侧眼睛间歇性失明 · 意识水平改变 · 颈动脉杂音 · 失语症 · 吞咽困难 · 上睑下垂
大脑后动脉	· 视野缺损 · 感觉障碍 · 阅读障碍 · 昏迷 · 枕部缺血致盲

部位	症状和体征
大脑前动脉	· 意识不清 · 无力 · 患侧麻木（尤其是上肢） · 对侧下肢瘫痪 · 尿便失禁 · 协调性差 · 运动、感觉功能障碍 · 性格改变：如更冷淡或注意力不集中
椎基底动脉	· 口唇麻木 · 头晕 · 患侧无力 · 视觉缺陷，如色盲、缺乏深度知觉和复视 · 协调性差 · 吞咽困难 · 口齿不清 · 健忘症 · 共济失调

脑神经：见第 1 章，第 15 页

瞳孔：见第 1 章，第 16 页

格拉斯哥昏迷评分量表：见第 1 章，第 19 页

疑似脑卒中的治疗

在有急救医疗服务（EMS）标识的现场，EMS 是治疗脑卒中的重要合作者。EMS 成员可使用辛辛那提院前脑卒中量表（Cicinnati Prehospital Stroke Scale），应在通知 EMS 后启动脑卒中治疗。

◢ 辛辛那提院前脑卒中量表

标准：每个模块的每一个异常评分为 1 分

面部下垂：注意单侧面部肌肉无力

□正常：对称存在，两侧面部移动程度相等

□异常：不对称移动，一侧面部移动程度不如另一侧

手臂平移：患者双臂伸直，掌心向上，闭眼 10s

□正常：双臂对称无力或有力

□异常：一只手臂无力，同侧手臂可移动

失语症 / 口齿不清：使患者重复一个简单的句子（注意：你不能教老人新技能）

□正常：复述正确，无含糊不清

□异常：口齿不清，用词不当或无言语反应

以上每项异常得 1 分

说明

1 分：72% 的病例与心血管疾病相关

3 分：85% 的病例与心血管疾病相关

第6章 管理和分类

快速动脉闭塞评估

快速动脉闭塞评估（RACE）量表使用美国国立卫生研究院卒中量表（NIHSS）作为判断卒中严重程度的基础（见第 7 章）。它有助于识别涉及大血管闭塞（LVO）的卒中，并帮助患者选择拥有全面卒中护理资源的机构就诊。

◾ 快速动脉闭塞评估（RACE）量表：针对急性缺血性脑卒中的 EMS 评估工具（敏感度 85%，特异度 63%）

测试项目	0 分	1 分	2 分	患者评分
面瘫	无	轻微	中 / 重度	
上肢运动	正常 / 轻度	适度	严重	
下肢运动	正常 / 轻度	适度	严重	
头部 / 凝视	无	存在	—	
失语症 *（如右侧偏瘫）	执行两项任务	执行一项任务	两项任务均无法执行	
失认症 #（如左侧偏瘫）	患者可识别手臂和缺陷	无法识别手臂或缺陷	无法识别手臂和缺陷	

总分 =（0~9）

* 失语症　请患者：1."闭上眼睛"；2."握紧拳头"
\# 失认症　询问患者并评估认知缺陷：1. 指着瘫痪的手臂询问："这是谁的手臂？"2. 问患者："你能举起双臂并拍手吗？"

如果 RACE 评分 ≥ 5 分，提示可能患有大血管闭塞的缺血性脑卒中。

对于疑似卒中病例，患者的存活率和致残率取决于及时准确地识别症状和进行治疗。

静脉注射（IV）或动脉内注射（IA）组织纤溶酶原激活剂（tPA）或抗凝剂可使卒中后残疾恢复概率提高到30%~50%。

● 动脉内tPA可在症状出现后6h内注射，主要通过腹股沟切开置管进行导管内溶栓。

● 静脉注射tPA可在症状出现后4.5h内给药。

在进行溶栓治疗之前应对每个卒中患者进行评估以确定是否符合既定标准。

推荐时间表

从入院到扎针的时间不超过60min。

● 从入院到见到医生 ≤ 10min：

– 启动病情评估和相关检查，包括血糖测试、全血细胞计数（CBC）、离子和凝血检查。

● 从入院到安排好卒中治疗团队 ≤ 15min。

– 通知卒中团队，包括神经科专家。

● 从入院到开始急诊CT/MRI ≤ 25min：

– 开始扫描；采集病史，包括最后一次看到患者的时间（对于符合溶栓要求的患者，时间不超过3h，最多4.5h）；

– 使用标准的神经病学评估方法，如国立卫生研究院卒中量表（NIHSS）（见第7章工具部分）。

● 从入院到CT/MRI结果解读 ≤ 45min：

– 解释检查和实验室化验结果；

– 审查静脉注射tPA的资格；

– 纳入标准。

● 发病时间明确的缺血性卒中。

快速动脉闭塞评估（续）

- 可通过 NIHSS 评估损伤。
- 头颅 CT 提示无脑出血。

排除标准
- 近 3 个月内有卒中病史或严重头部外伤史。
- 14d 内进行过大手术。
- 有脑出血病史或蛛网膜下腔出血症状。
- 收缩压 >185mmHg 或舒张压 >110mmHg，或要求进行积极治疗以将血压降低到规定值内。
- 症状迅速改善或仅有轻微症状。
- 提示有蛛网膜下腔出血（SAH）的症状。
- 21d 内胃肠道或泌尿生殖系统出血。
- 7d 内在不可压迫部位进行动脉穿刺。
- 卒中发作时癫痫发作。
- 卒中发作前 48h 内应用抗凝药或溶栓药。
- PTT/PT 升高或血小板计数 $<100 \times 10^9$/L。

◢ 关键考虑因素

- 在给药前必须对血糖低于 50mg/dL 或高于 400mg/dL 的患者进行治疗，以确保正确诊断。
- 风险 / 收益比应作为患者知情同意的一部分。
- 从入院到扎针的时间 ≤ 60min。
- 在最方便的场所（包括影像室）对符合条件的患者静脉注射 tPA。

tPA 剂量

　　静脉注射 tPA（剂量为 0.9mg/kg，总剂量最高为 90mg），10%（0.09mg/kg）的剂量静脉注射超过 1min 后，剩下的 90% ［（0.81mg/kg）静脉输注时间需超过 1h］的时间一般是在卒中症

快速动脉闭塞评估（续）

状发生的 3~4.5h 之内，对于急性缺血性卒中的治疗剂量不应超过 90mg。

提　示

评估气道、呼吸、循环和生命体征。

- 如果患者的血氧饱和度低于 94%，应给予氧气，但对非缺氧患者不建议给予氧气。
- 治疗高热。
- 用生理盐水纠正低血容量。
- 按照指南治疗高血压。
- 维持血糖正常。
- 获得 12 导联心电图；检查心律失常。
- 如果怀疑缺血性卒中，应通知药房准备 tPA。必要时可在 CT 扫描时开始给药。

☑ 管　理

- 如果 CT 扫描显示颅内或蛛网膜下腔出血，应采取以下措施：
- 咨询神经外科；
- 治疗急性出血。
- 如果 CT 扫描提示急性缺血性卒中：
- 将 CT 结果通知神经科医生；
- 重复神经方面的检查；
- 审查溶栓排除标准；
- 告知患者和家属溶栓治疗的风险和益处；
- 开始静脉注射 tPA 治疗（从入院到制订治疗目标的时间 <60min）；
- 遵循所在机构的急性缺血性卒中治疗方案。

快速动脉闭塞评估（续）

阿司匹林疗法[*]

尚未服用抗血小板聚集药物的急性缺血性卒中患者，在脑成像排除颅内出血后应立即一次性服用至少160mg阿司匹林（乙酰水杨酸；ASA）。

在接受tPA治疗的患者中，ASA应延迟至溶栓后24h脑成像排除颅内出血后使用。ASA（每天80~325mg）应持续使用或直到开始另一种抗凝治疗方案。对吞咽困难的患者，可以通过胃肠道或直肠给予ASA栓剂。

卒中治疗目标时间

患者入院时间_____

初步评估（<10min）_____

通知卒中小组（入院后15min内）_____

准备CT检查（入院后25min内）_____

解读CT结果（入院后45min内）_____

从入院到开始输注阿替普酶（rt-PA）（入院后60min内）

_____

---

[*] 经允许引自以下文章的表1：http://stroke.ahajournals.org/content/45/1/87/tab-figures- data

溶栓治疗标准

在进行溶栓治疗之前，应对每个卒中患者进行评估，以确定是否符合既定标准。

◢ 必须符合的标准

- 年龄 ≥ 18 岁。
- 急性缺血性卒中伴严重神经功能障碍。
- 治疗开始前症状出现在 3~4.5h 以内。

◢ 必须排除的标准

- 早期治疗评估期间有颅内出血的迹象。
- 早期治疗评估期间有蛛网膜下腔出血的迹象。
- CT 扫描提示多部位脑梗死。
- 近期（3 个月内）有颅内 / 椎管内手术史、严重头部外伤或既往卒中史。
- 颅内出血史。
- 治疗时有未控制的高血压。
- 卒中继发癫痫发作。
- 体内活动性出血或急性创伤。
- 颅内肿瘤、动静脉畸形或动脉瘤。
- 已知的出血因素包括但不限于：
– 目前口服抗凝药如华法林，并伴随国际标准化比值（INR）或凝血酶原时间（PT）的升高；
– INR>1.7；
– PT>15s；
– 在卒中和部分凝血酶原时间（PTT）升高前 48h 内接受肝素治疗；
– 血小板计数 <100 000/μL。
- 7d 内在不可压迫部位进行动脉穿刺。

癫痫发作类型

类型	内容	症状和体征
部分性发作		
单纯部分性发作	症状局限在一侧脑半球	可能有运动（姿势改变）、感知（幻觉）或自主神经（脸红或心动过速）症状；无意识丧失
复杂部分性发作	开始于一个病灶区域，但扩散到两侧大脑半球（成人多见）	意识丧失；视觉障碍的先兆；发作后症状（如健忘症、困倦、乏力）
全面性发作		
失神发作（小发作）	突然发作；持续5~10s；一天可发作100次；由压力、过度通气、低血糖或疲劳引起；与白日梦不同	呼之不应，但可保持姿势控制，不会跌倒；眼睑抽搐；咂嘴；无发作后症状
阵挛发作	肌肉有节奏地收缩和舒张，可能发生某一肢体为主的抽动	唾液或其他分泌物增多
强直发作	持续收缩状态（僵硬姿势）	意识丧失；瞳孔散大、眼睛上翻；声门关闭；可发生尿失禁，口吐白沫
强直－阵挛发作（大发作）	剧烈的全身癫痫发作	先兆（意识丧失、跌倒）；先强直期（持续20~40s），后阵挛期；发作后症状
失张力发作	躯干失张力性跌倒或猝然跌倒	失去姿势控制
动力学发作	突然、短暂地丧失肌张力或姿势性张力	暂时性意识丧失

癫痫发作类型（续）

类型	内容	症状和体征
不能分类的发作		
热性惊厥	良性，常见于童年早期。AAP*将其定义为"在婴儿和6~60个月大的幼儿中发生随发热（温度≥38℃）但排除中枢神经系统感染的癫痫发作"	持续时间<5min；全身性，短暂性和非进展性；通常不会导致脑损伤；2周后脑电图恢复正常
癫痫持续状态	持续或频繁的癫痫发作；导致缺氧，心脏和呼吸骤停	癫痫发作之间意识未恢复；持续超过30min

*AAP: American Academy of Pediatrics, 美国儿科学会

■ 癫痫持续状态

当发生癫痫持续状态时：

● 强直阵挛发作的活跃时间持续5min或更长。

● 患者在第一次癫痫发作意识尚未恢复就进入第二次发作。

● 患者癫痫持续30min或以上。

■ 紧急情况

癫痫持续状态伴有呼吸窘迫，可由停药（抗癫痫药物）、缺氧或代谢性脑病，急性脑外伤，脑炎或脑膜炎继发的败血症引起。

■ 迅速处理

紧急治疗通常包括地西泮、苯妥英钠或苯巴比妥；因低血糖继发的抽搐应静脉注射50%葡萄糖；慢性酒精中毒患者或戒断患者静脉注射硫胺素。

呼吸系统疾病的管理

类型/病理生理学	病因	症状和体征	治疗
肺炎 · 病毒、细菌或其他病原体感染引起肺泡炎症/水肿 · 吸入刺激物→肺损伤	· 吸入细菌、病毒或其他病原体 · 远处病灶的细菌通过血行播散 · 吸入胃内容物或其他刺激物导致炎症/肺损伤→细菌入侵	· 咳嗽 · 咳痰 · 胸膜炎所致的胸痛 · 呼吸困难/呼吸急促 · 发热、寒战 · 干/湿啰音 · 呼吸音减弱 · 胸腔积液	· 抗菌药物 · 氧疗 · 镇痛 · 机械通气 · PEEP · 高热量饮食
哮喘 · 支气管内膜对刺激反应过度 · 平滑肌痉挛使气道收缩 · 黏膜水肿	· 外部原因：花粉、动物皮屑、尘螨、霉菌、烟雾 · 内在原因：感染、压力、内分泌变化、遗传因素	· 低氧血症 · 呼吸困难、呼吸急促 · 胸闷 · 喘息 · 肺部叩诊过清音 · 心动过速 · 呼吸音减弱 · 低氧血症、躁动不安	· 识别并消除诱因 · 氧疗 · 给予支气管舒张药（氨茶碱、茶碱、沙丁胺醇） · 皮质类固醇治疗 · 白三烯抑制剂（孟鲁司特钠） · 机械通气

呼吸系统疾病的管理（续）

类型/病理生理学	病因	症状和体征	治疗
ARDS • 肺泡/毛细血管上皮损伤 • 炎症细胞和生化改变 • 血管通透性增加导致肺间质和肺泡水肿	• 肺损伤 • 败血症 • 肺部感染 • 药物不良反应 • 溺水 • 氧中毒 • 药物过量 • 尿毒症	• 呼吸困难/呼吸急促 • 干/湿啰音 • 肋间回缩 • 烦躁不安、恐惧 • 运动功能障碍 • 心动过速 • 呼吸性酸中毒 • 代谢性酸中毒 • 呼吸衰竭	• 对症+病因治疗 • 纠正酸碱失衡 • 氧疗 • 机械通气/PEEP • 药物：镇静剂，阿片类药物，神经肌肉阻滞剂，皮质类固醇，利尿剂，抗生素，表面活性剂
肺栓塞 • 高凝状态、静脉阻塞+静脉壁损伤→血栓形成 • 附着不良的血栓从静脉壁剥离并被带到肺动脉	• 骨盆和下肢静脉血栓（最常见的血栓形成部位） • 手术 • 制动 • 癌症 • 易栓症	• 随着吸气而增加的胸膜炎性胸痛 • 躁动 • 呼吸困难/呼吸急促 • 缺氧 • 湿啰音/咳嗽 • 血痰 • 胸膜摩擦 • 颈静脉怒张 • 快速心律失常 • 循环衰竭	• 氧疗 • 机械通气 • 抗凝 • 纤溶疗法 • 取栓术 • 下腔静脉滤器 • 寻找栓子来源

呼吸系统疾病的管理（续）

类型/病理生理学	病因	症状和体征	治疗
肺水肿 · 肺毛细血管压力和通透性不平衡导致肺血管外积液	· 左心衰竭 · 液体过多 · 肺淋巴系统受损 · 肺炎 · 左心房黏液瘤	· 呼吸困难/呼吸急促 · 湿啰音/咳嗽 · 泡沫血痰 · 颈静脉扩张 · 快速性心律失常 · 低血压，低氧 · 皮肤湿冷 · 呼吸性酸中毒	· 补充氧气 · 机械通气 · PEEP · 持续气道正压通气（CPAP） · 药物（正性肌力药，血管活性药，扩张血管药，抗心律失常药，吗啡，利尿剂）
气胸 · 脏层或壁层胸膜中断 · 胸膜腔积气 · 肺向肺门塌陷	· 肺小泡或大泡破裂 · COPD · 哮喘 · 囊性纤维化 · 创伤性胸部损伤 · 肺压力过大	· 胸膜炎性胸痛 · 胸壁运动不对称 · 皮下气肿 · 纵隔/气管移向对侧 · 呼吸困难/呼吸急促/发绀 · 心动过速，低血压	· 氧疗 · 观察（气胸程度） · 胸腔闭式引流 · 开胸手术

胸痛的症状比较

症状	位置	好转	加重	病因
疼痛、挤压、烧灼痛，压力和沉重感；通常在 10min 内消退	胸骨后；可以放射到下颌、颈部、手臂或背部	休息，服用硝酸甘油（注意：不稳定型心绞痛即使在休息时也会出现）	过度饮食，体力劳动，吸烟，寒冷，压力，愤怒，饥饿，平躺	心绞痛
胸口紧压感；烧灼、疼痛，可能伴有气短、大汗、虚弱，焦虑或恶心；突然发作；持续 30min 至 2h	通常穿过胸部，但可能放射到下颌、颈部、手臂或背部	阿片类镇痛药如吗啡，硝酸甘油	劳累，焦虑	急性心肌梗死
持续锐痛；可能伴有胸膜摩擦；突然发作	胸骨后；可以放射到颈部或左臂	坐位，身体前倾，抗炎药	深呼吸，仰卧位	心包炎
剧痛，撕裂痛；可能伴有右臂血压差；突然发作	胸骨后，上腹部，可以放射到背部、颈部或肩部	止痛药，手术	无	主动脉夹层动脉瘤
突然发作，刺痛，可能发绀、呼吸困难或咳嗽伴咯血	肺上区	止痛药	吸气相	肺栓塞
突然发作的剧烈疼痛；可能出现呼吸困难，脉搏加快，呼吸音减弱或气管偏移	侧胸	止痛药，胸腔闭式引流	正常呼吸	气胸

腹痛的类型比较

类型	位置	常见病因
内脏性腹痛：起源于腹部器官；由器官周围的神经纤维牵拉引起；可能是痉挛、积气、绞痛、间歇性的；强度可能不同	疼痛部位不确切，多位于脐周	阑尾炎，胆囊炎，胃肠炎，肠梗阻，肾绞痛
躯体性腹痛：由化学或细菌刺激引起；通常起病迅速；尖锐、稳定、剧烈	定位准确	病毒性或细菌性腹膜炎，晚期阑尾炎，胃肠炎
牵涉痛：内脏性疼痛牵涉到体表部位	远离病理部位	心肌梗死，心绞痛，胰腺炎，肾绞痛，腹主动脉瘤

心力衰竭的管理

美国纽约心脏病协会（NYHA）是基于心脏的功能对心力衰竭进行分类。美国心脏病学会／美国心脏协会（ACC/AHA）的指南是基于客观情况进行评估的。

NYHA 分类	ACC/AHA 指南	建议治疗措施
	A 期：心力衰竭的风险很高，但无器质性心脏病或心力衰竭症状和体征	· 治疗高血压、血脂紊乱和糖尿病 · 戒烟和定期锻炼 · 劝阻酒精和非法药物的滥用 · 血管紧张素转换酶抑制剂（ACEI）
Ⅰ 级：一般的体力活动不会引起过度疲劳、心悸、呼吸困难或心绞痛	B 期：已有器质性心脏病，但无心力衰竭的症状和体征	· 阶段的所有治疗方法 · ACEI（排除禁忌） · β–肾上腺素受体阻滞剂（排除禁忌）
Ⅱ 级：心脏病患者的体力活动受到轻度限制，休息时无症状，但平时一般活动便可引起疲劳、心悸、呼吸困难或心绞痛	C 期：有器质性心脏病，既往或现在有心力衰竭的症状和体征	· A 和 B 阶段的所有治疗 · 限制或停用钠饮食 · 避免使用抗心律失常药、大多数钙通道阻滞剂和非甾体抗炎药（NSAIDs）
Ⅲ 级：心脏病患者的体力活动明显受限但休息时无自觉症状，小于平时一般活动即引起疲劳、心悸、呼吸困难或心绞痛		· 药物治疗，包括利尿剂、地高辛、醛固酮拮抗剂、血管紧张素受体阻滞剂、肼屈嗪和硝酸盐
Ⅳ 级：心脏病患者不能从事任何体力劳动，休息状态下也可能出现心力衰竭症状，体力活动后加重	D 期：需要特殊治疗的终末期疾病，如机械循环支持，持续正性肌力治疗或心脏移植	· 包含 A、B、C 阶段的所有治疗 · 机械辅助装置，如双心室起搏器或左心室辅助装置 · 持续正性肌力治疗 · 临终关怀

休克的管理

类型	病理生理	病因	症状和体征	治疗措施
过敏性休克	· 水肿 · 血管扩张 · 支气管痉挛 · 体液转移	· 抗原过敏反应	· 皮肤苍白、冰冷 · 低血压 · 呼吸窘迫 · 水肿 · 皮疹	· 大腿外侧肌内注射肾上腺素 · 类固醇皮质激素 · 抗组胺药 · 静脉补液 · 氧疗
心源性休克	· 心排血量减少 · 左心室功能障碍 · 交感神经代偿兴奋 · 心肌缺血	· 心肌梗死 · 心肌缺血 · 心肌炎 · 乳头肌功能障碍 · 室间隔缺损 · 室壁瘤 · 急性二尖瓣或主动脉瓣闭不全	· 皮肤苍白、湿冷 · 感觉减退 · 脉搏细速 · 呼吸浅快 · 成人平均动脉压 <60mmHg · 奔马律 · 心音微弱	· 血管加压药 · 强心剂 · 血管收缩剂 · 渗透性利尿剂 · 氧疗 · 主动脉内球囊反搏术（IABP） · 镇痛、镇静
低血容量性休克	· 由于液体丢失，静脉回心血量减少 · 心室充盈减少 · 心排血量减少 · 组织缺氧 · 代谢性酸中毒	· 急性失血 · 肠梗阻 · 烧伤 · 腹膜炎 · 急性胰腺炎 · 腹水 · 脱水，尤其是儿童（呕吐和腹泻）	· 皮肤苍白、湿冷 · 感觉减退 · 呼吸浅快 · 尿量 <20mL/h · 脉搏细速 · 成人平均动脉压 <65mmHg · 直立性低血压	· 迅速充分补充体液或血液 · 必要时给予强心剂 · 必要时给予渗透性利尿剂

休克的管理（续）

类型	病理生理	病因	症状和体征	治疗措施
神经源性休克	· 严重的血管扩张	· 麻醉 · 脊髓损伤	· 皮肤苍白、温暖、干燥 · 洪脉 · 心动过缓 · 低血压	· 静脉输液 · 氧疗 · 血管加压药 · 平躺
脓毒症休克	· 微生物侵入机体时激活化学介质 · 功能性低血容量	· 任何病原体 · 以革兰氏阴性菌常见	· 早期: －皮肤呈粉红色，红润 －呼吸浅快 －脉搏快速，有力 －血压正常或轻度升高 · 晚期: －皮肤苍白、发绀 －呼吸浅快 －脉搏快、弱、细 －低血压	· 抗生素 · 30mL/kg快速输注晶体液 · 尽早识别症状和体征，确定感染源 · 氧疗 · 血管加压药 · 监测血清乳酸水平，成功的液体复苏应该以降低和恢复乳酸正常水平为准。如果水平没有变化，则治疗无效。

烧伤的原因

类型	病因
热力烧伤	火焰、辐射、火引起的高热、蒸汽、热液体或物体
化学烧伤	各种酸、碱和腐蚀剂
电灼伤	电流和闪电
光灼伤	强光源或紫外线，包括阳光
辐射烧伤	核辐射和紫外线

烧伤的分类

烧伤按损伤深度或程度分为以下几类：

- 一度烧伤：仅伤及表皮浅层，表皮可见红斑，疼痛但程度有限。晒伤是典型的一度烧伤。不遗留疤痕，通常只需要局部护理。

- 二度烧伤：伤及表皮的生发层和（或）真皮乳头层。局部红肿明显，疼痛明显，伴大小不一的水疱形成，上皮靠残存的表皮生发层和皮肤附件的上皮再生。

- 三度烧伤：伤及整个皮肤的全皮层，皮下组织暴露，表面干燥，呈蜡白或焦黄色，甚至炭化，触之如皮革，神经末梢被破坏，痛觉消失。

- 四度烧伤：一种罕见的致命性烧伤，波及脊髓组织，包括肌肉、筋膜和骨骼，也称为透壁烧伤。这类烧伤通常需要完全截肢。

烧伤程度估算

◤ 九分法：

用于估算成人的烧伤面积。

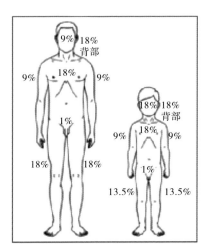

◤ Lund 和 Browder 图表

用于估算婴儿或儿童的烧伤面积。

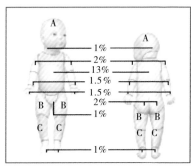

转移到烧伤中心的标准

1. 局部烧伤面积 > 体表总面积（TBSA）的 10%。

2. 涉及面部、手、脚、生殖器、会阴或主要关节的烧伤。

3. 任何年龄组的三度烧伤。

4. 电烧伤，包括电击伤。

5. 化学烧伤。

6. 吸入性烧伤。

7. 烧伤患者存在使治疗复杂化、恢复期延迟，影响死亡率的既往病史。

8. 任何烧伤和严重创伤（如骨折）的患者，烧伤造成的发病率或死亡率的风险最大。

9. 被安置在没有合格的人员和设备来照顾的院内烧伤儿童。

10. 需要特殊社会、情感和康复干预的烧伤患者。

烧伤的治疗

- 最常用的 Parkland 公式：
- 静脉输注乳酸林格液；
- 液体计算，以保持尿量标准为成人 0.5mL/（kg·h），儿童 1mL/（kg·h）。
  - 4× 体重（kg）× 总烧伤面积（%）：
    - 在烧伤后的前 8h 内给予总液体量的 1/2；
    - 在之后的 16h 内再给予另外的 1/2。
- 儿童患者的 Parkland 公式：
- 使用成人计算公式加上儿科维持率，保持尿量标准为 1mL/（kg·h）。

筋膜室综合征

器官和肌肉组织被分成不同的区域，血液或水肿聚集在不会扩张的筋膜上，使筋膜室内压力升高，由于血液循环减少，导致该区域缺血。腿部、手臂和腹部最有可能出现筋膜室综合征（见第 161 页的"腹腔间隔室综合征"）。

◤ 原　因

- 挤压伤。
- 烧伤。
- 在静止状态下肢体长时间受压。
- 包扎过紧、缝合伤、石膏压迫。
- 剧烈运动。

筋膜室综合征（续）

▨ 症状和体征的"6P"指标：

- **疼痛(Pain)**:疼痛与受伤程度不成比例,被动运动时疼痛加重。压力增加时，四肢极度紧绷。
- **感觉异常（Paresthesia）**。
- **苍白（Pallor）**。
- **瘫痪（Paralysis）**:发现较晚。
- **无脉搏（Pulselessness）**:受影响区域的脉搏减弱或消失。
- **皮温变化［Polar（Poikilothermia）］**:受影响区域比周边皮肤温度低。

▨ 治　疗

检查者使用针头和压力计测量筋膜室压力，如果超过 30mmHg，应立即进行筋膜切开术缓解压力，这属于急诊外科手术。让患者保持肢体与心脏处于同一水平，并按医嘱服用止痛药。

一氧化碳中毒

一氧化碳（CO）是一种无色无味的气体，人体吸入后会中毒。因为血红蛋白（Hb）对 CO 的亲和力远大于其与氧的亲和力，CO 与血红蛋白结合形成稳定的碳氧血红蛋白（COHb）。尽管吸入了 CO，血氧饱和度仍正常。COHb 不能携带氧，氧无处结合，导致血氧监测仪无法监测到低氧血症。CO 中毒常常由气体排放不当的熔炉、热水器、汽车尾气、建筑火灾、煤油、烧柴或烧煤炉引起。

◢ 症状和体征

- COHb 浓度为 10%~20%，主要表现为头痛和恶心。
- COHb 浓度 >20%，通常会导致眩晕、全身乏力、注意力难以集中和判断力降低。
- COHb 浓度 >30%，通常会导致吸气性呼吸困难、胸痛（冠心病患者）神志模糊。
- 更高水平的血液 COHb 浓度可导致癫痫、昏迷、脑梗死。

  COHb 浓度 >60% 时，可能出现低血压、昏迷、呼吸衰竭和死亡。

  如果高度怀疑患者 CO 中毒，则应进行 COHb 水平检测。非吸烟者的正常 COHb 浓度低于 1.5%。吸烟者的血液 COHb 浓度为 3%~15%。

◢ 治 疗

- CO 清除的半衰期：
- 当呼吸室内新鲜空气时，CO 由 COHb 释放出半量约需 4.5h；
- 当吸入 100% 纯氧时，CO 由 COHb 释放出半量约需 1.5h；
- 当吸入 3 个大气压的氧气（如使用高压氧舱）时，时间可缩短至 20min；
- 吸入 100% 氧气。
- 高压氧舱治疗。
- 最近的高压舱电话号码＿＿＿＿＿＿。

骨折的分类

▨ 一般分类

- 闭合性骨折：骨折碎片未穿透皮肤。
- 开放性骨折：骨折碎片穿透皮肤。
- 不完全性骨折：骨骼连续性未完全中断。
- 完全性骨折：骨骼连续性完全中断。

▨ 按骨折方向及形态位置分类

- 粉碎性骨折：骨折碎裂成3块以上。
- 嵌插骨折：一个骨碎片被压入另一个。
- 成角骨折：骨折段的纵轴线彼此成一定角度。
- 移位骨折：骨折分离并变形。
- 非移位骨折：两骨折段保持基本的正常排列。
- 短缩骨折：两骨折段相互重叠或嵌插，使总骨长缩短。
- 节段性骨折：骨折发生在两个相邻区域，中心节段孤立。
- 撕脱性骨折：肌肉收缩或韧带阻力将骨折碎片从正常位置拉出。

▨ 按骨折线分类

- 线性骨折：骨折线与骨轴平行。

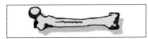

- 纵向骨折：骨折线沿骨轴纵向延伸（但不平行）。

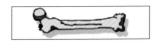

- 斜形骨折：骨折线与骨轴呈45°角。

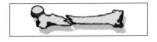

- 螺旋形骨折：骨折线以斜角穿过骨骼，形成螺旋形。常见于被虐待的患者。

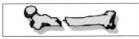

- 横向骨折：骨折线与骨轴成直角。

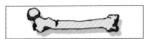

骨折的急诊处理

暴露：移除可疑骨折表面覆盖的衣服和首饰，暴露伤口。

查体和评估：与未受伤侧相比，检查受伤侧皮肤颜色、位置、破损、出血、畸形和异样。评估肢体的"6P"指标：疼痛、苍白、脉搏、感觉异常、瘫痪和皮温变化（发热）。

夹板：夹板用于畸形、疼痛、骨折、水肿、瘀斑、血管损伤、开放性伤口、瘫痪和感觉异常。

固定：使用夹板，有效固定受伤部位上下关节。避免骨折端活动；同时评估和记录固定夹板前后的神经血管状态。

- 下肢骨折使用硬夹板（塑料和金属）。
- 软夹板如枕头和吊索，用于上肢骨折。
- 牵引夹板用于股骨和胫骨近端骨折。

PRICE：该助记符可用来提醒检查者注意：**保护（Protect），休息（Rest），冰敷（apply Ice），压力固定（Compress），抬高患肢（Elevate the site）**。冰敷和抬高患肢是必要的急诊处理步骤。

药物：使用止痛药。

诊断：肢体 X 线检查。检查范围应包括损伤部位的上下关节。

密切监测：反复重新评估"6P"指标：疼痛、苍白、脉搏、感觉异常、瘫痪和皮温变化（发热）。

预估：预估进一步治疗，如固定、牵引、内固定或外固定，以及闭合复位或开放复位的住院治疗。

输血反应

反应与诱因	症状和体征
过敏 · 献血者血液中的过敏原 · 献血者的血液对某些药物过敏	过敏反应（寒战、面部肿胀、喉头水肿、瘙痒、荨麻疹、喘息），发热，恶心，呕吐
细菌污染 · 能在寒冷中存活的细菌，如假单胞菌和葡萄球菌	寒战，发热，呕吐，腹部痉挛，腹泻，休克，肾衰竭症状
致热源 · 细菌脂多糖 · 受血者存在针对献血者白细胞的抗白细胞受体抗体	体温高达 40℃（104° F），发冷，头痛，面部潮红，心悸，咳嗽，胸闷，脉速，腰痛
溶血反应 · ABO 或 Rh 血型不合 · 供体内存在不相容抗体 · 不正确的交叉配血试验 · 血液储存不当	胸痛，呼吸困难，面部潮红，发热，寒战，颤抖，低血压，腰痛，血红蛋白尿，少尿，输注部位或手术切口处渗血，静脉输血烧灼感，休克，肾衰竭症状
血浆蛋白不相容性 · 免疫球蛋白 A 不相容	腹痛，腹泻，呼吸困难，寒战，发热，面部潮红，低血压
输血相关性急性肺损伤 · 血浆中的白细胞抗体	呼吸困难，呼吸急促，发绀，低血压，寒战，发热，心动过速

☑ 护理干预

如果发生输血反应：

● 应立即停止输血。

● 尽快对患者进行评估。

● 及时通知医生。

● 严格执行出现输血反应后的处理流程。

HHNS 和 DKA 的比较

　　糖尿病非酮症高渗综合征（hyperg-lycemic hyperosmolar nonketotic syndrome, HHNS）和糖尿病酮症酸中毒（diabetic ketoacidosis, DKA）都是糖尿病的急性并发症。下面的流程图有助于判断患者的情况。

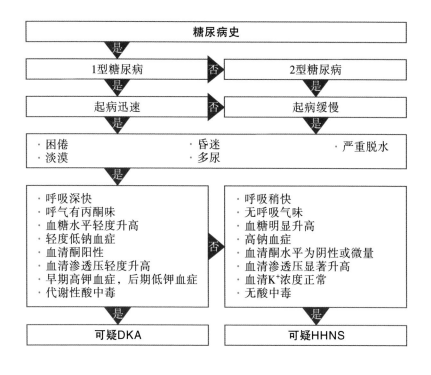

◢ 治 疗

- 输注等渗生理盐水 15~20mL/（kg·h）。
- 当 DKA 患者的血糖达到 11.1mmol/L 或 HHNS 患者的血糖达到 13.9~16.7mmol/L 时，应向盐水中添加葡萄糖液。
- 当血清 K^+ 浓度低于 5.3mmol/L 时，应立即开始补 K^+。
- 对 HHNS 或中、重度 DKA 患者治疗前先静脉注射常规胰岛素 0.1U/（kg·h），可在 5min 内持续输注 0.1U/（kg·h）。
- 如果动脉血 pH 值 <6.9，应及时输注碳酸氢盐。
- 最初血糖应每小时检测一次，直到水平稳定。而血清电解质、血尿素氮（BUN）、肌酐和血 pH 值（DKA 患者）应每 2~4h 检测一次。

https://www.uptodate.com/contents/diabetic-ketoacidosis-and-hyperosmolar-hyperglycemicstate-in-adults-treatment?source=search_result&search=dka%20and%20hhs&selectedTitle=2~150

第 6 章　管理和分类

恶性高热

- 虽然恶性高热（MH）一度被认为只是围手术期的紧急情况，但它是一种潜在的致命性骨骼肌综合征，需要迅速识别和治疗。MH 是一种导致高代谢状态的先天性疾病。引发 MH 的通常是挥发性麻醉气体，如氟烷、异氟醚、甲氧基氟烷、七氟醚等，以及去极化肌松药琥珀胆碱。

- MH 的症状和体征包括：

– 快速上升的呼气末二氧化碳分压（PETCO$_2$）；

– 心动过速；

– 咬肌僵硬；

– 心律失常；

– 体温迅速上升（晚期症状）。

　　应立即采取降温措施（如冰袋），同时准备好丹曲林。丹曲林剂量为 2.5mg/kg，静脉注射，每 5min 重复一次，直到症状和体征好转。肌红蛋白尿、液体平衡和电解质异常以及酸中毒的治疗应同时进行。应设 24h 热线以提供帮助。

精神病的急诊处理

类型	诱因	症状	干预措施
急性焦虑	・广泛性焦虑症 ・惊恐障碍 ・强迫症 ・恐惧症 ・创伤后应激障碍 ・分离性障碍 ・药物滥用	・多动症 ・心动过速、呼吸急促 ・过度换气 ・大汗 ・颤抖、口干 ・吞咽困难、窒息感 ・惊恐 ・胸痛	・消除环境刺激 ・与患者沟通时语言、行为应冷静、轻缓 ・使用简单具体的语言 ・鼓励患者表达情感 ・帮助患者者缓慢、深呼吸 ・协助患者确定优先患念顺序 ・帮助患者识别焦虑源 ・按医嘱服用抗焦虑药物 ・按医嘱服用抗抑郁药物
急性精神病	・精神分裂症 ・痴呆症 ・谵妄症 ・脑肿瘤 ・药物滥用 ・药物不良情感反应 ・双相情感障碍	・妄想 ・幻觉 ・行为紊乱 ・言语混乱 ・脱离现实 ・抑郁 ・急性自杀倾向 ・攻击行为	・如果病因是精神分裂症，应给予抗精神病药物 ・确定器质性原因并适当处理 ・如果病因是双相情感障碍，则应检查血清药物水平，并给予锂盐、卡马西平或丙戊酸钠等药物 ・说话应平静，避免冲突 ・使用简单具体的语言 ・评估自杀倾向并进行干预 ・评估暴力倾向并进行干预
危险期	・发育期（青春期、婚姻、毕业） ・情景（失业、死亡、疾病） ・偶然性（战争、洪水、强奸、恐怖行为）	・躯体疾病 ・睡眠障碍 ・烦躁、易怒 ・愤怒 ・偏执 ・抑郁 ・焦虑	・建立融洽的关系 ・使用积极的倾听技巧 ・鼓励患者说出自己的想法和感受 ・确认患者的优势并支持其使用应对措施

精神病的急诊处理（续）

类型	诱因	症状	干预措施
		· 混乱 · 思维奔逸 · 难以集中注意力 · 瓦解症候群 · 社交退缩 · 自杀倾向	· 使用解决问题的方法帮助患者获得控制力 · 评估患者的自杀倾向并遵循相应规定 · 评估患者暴力可能性，并根据规定及早干预
攻击性	· 急性精神病 · 反社会障碍 · 危险期 · 药物滥用 · 偏执	· 愤怒升级 · 言语攻击 · 暴力行为 · 高度紧张 · 冲动控制障碍 · 妄想 · 幻觉	· 尝试消除患者的愤怒 · 不要尝试独自应对患者 · 评估暴力可能性，并根据规定及早干预
自杀行为	· 双相情感障碍 · 精神抑郁 · 精神分裂症 · 悲伤 · 创伤后应激障碍、疾病 · 情景危险家族史 · 自杀未遂史 · 药物滥用	· 多动症、激动 · 易怒、冷漠 · 疲劳/失眠 · 退缩/社会孤立 · 患者有周密的计划 · 患者表达自杀想法 · 极度焦虑 · 赠送私人物品；向朋友/家人道别	· 评估自杀可能性 · 询问患者是否有自杀计划 · 在安全的环境中随时进行一对一的观察 · 建立安全治疗关系 · 根据医院政策制定自杀预防措施 · 制定危机干预措施 · 按医嘱服用抗焦虑、情绪稳定和抗精神病药物

第 7 章　特殊情况

Special

虐待老人

了解当地有关虐待或忽视老年人的法律和强制性报告。

☑ 评　估

- 头颅、面部或头皮的物理或热损伤。
- 瘀斑，血肿（不寻常的部位，指纹形状的瘀伤），以及其他不同程度的损伤。
- 精神状态或神经系统检查结果与以前相比发生变化。
- 骨折、跌倒或身体束缚的迹象（如挛缩）。
- 行走状态（行走姿势不良或坐不稳可能意味着性侵犯）。
- 破碎的眼镜、助听器。
- 护理员拒绝离开老年患者。
- 行为退化，如摇摆、吸吮、喃喃自语。
- 生殖器出血。
- 极度口渴，营养不良，体重减轻。
- 化验值和用药水平异常。
- 衣着不适宜。
- 账务状况发生变化。
- 服药过量或不足。

☑ 记　录

- 伤口的大小、形状和位置。
- 患者住院期间出现新的病变。
- 家人或照护者未能探望或表示关心。
- 老年人不正常或可疑的行为（极端激动，恐惧，过度安静和被动，对照护者的恐惧表现）。
- 患者与照护者的互动情况。

虐待儿童

如果怀疑一名儿童正在受到伤害，请联系当地的儿童保护服务机构或警察。联系"中国儿童救助保护热线"（12349）*，了解在哪里以及如何提交报告。

当地报告号码＿＿＿＿＿＿＿＿＿＿＿＿＿＿＿＿

四种常见的虐待儿童类型：

- 身体虐待。
- 性虐待。
- 精神虐待。
- 忽视。

◢ 以下情况表明儿童可能受到虐待

身体虐待

- 由掌掴、抓握或摇晃造成的掌纹或椭圆形指尖印。
- 皮带抽打造成的带状瘀斑。
- 由长绳鞭打导致的狭窄弓形瘀伤。
- 由香烟造成的多处小圆形烧伤。
- 故意浸泡造成的上下肢或臀部对称性烫伤。
- 咬痕。
- 由于堵塞导致皮肤增厚或口角有疤痕。
- 骨折，包括肋骨、长骨、螺旋形骨折或手指骨折。
- 由拉扯头发引起的斑片状脱发，使得头发长短不一。
- 注射毒品或中毒。
- 视网膜出血。
- 被瓶状物强迫塞入导致嘴唇撕裂。

性虐待

- 12 岁以下儿童性传播感染（STI）。
- 行走或落座困难。
- 生殖器、肛门或口周有瘀伤或撕裂。
- 有阴道分泌物、出血或瘙痒。

---

*译者注：原著为美国儿童救助虐待热线（1-800-4-A-CHILD）

◢ 精神虐待
- 发育停滞。
- 发育迟缓。
- 尝试取悦成年人。
- 焦虑，不信任，消极，孤僻。

◢ 忽　视
- 营养不良。
- 卫生状况差。
- 衣着不适宜。
- 发育停滞。

评　估
- 事件与发现的结果（非典型伤害模式）不符，应考虑到生长发育的里程碑事件（"如果他们不说话，就没有瘀伤"）。
- 高度怀疑。
- 影像学及实验室检查。

病　史
- 父母／照护者不愿意提供病史。
- 事件会随着时间而改变。

延迟求医
- 不恰当的回应。

治　疗
- 处理伤害。
- 向当地有关部门报告。
- 制订安全计划。

亲密伴侣暴力

　　常规检查是强制性的。询问患者是否被恋人殴打、掌掴、踢、推搡过？是否在身体上、精神上、情感上受过伤害？是否害怕某人或会因其受到伤害？如果是，应对其提供干预和保护策略，包括安全。

- 医疗团队高度怀疑。
- 高风险的亲密伴侣暴力（IPV）。
- 怀孕；
- 女同性恋（lesbian）、男同性恋（gay）、变性人（transsexual）、双性恋（bisexual）和同性恋（queer）患者（LGTBQ）。

同性恋患者的护理

- 考虑询问所有的急诊患者：你喜欢被如何称呼？或者你认为自己的性别是什么？
- 如果主诉需要，询问所有针对性别的手术。
- 筛查患者的抑郁、焦虑、亲密伴侣暴力（IPV）或自杀意念，以及 HIV/AIDS 等。
- 永远不要假设谁和患者在一个房间中，正确的询问是："今天谁和你在一起？"
- 关注同性恋（LGTBQ）儿童和青少年抑郁症和自杀的高风险，并提供筛查。
- 如果条件允许，请筛查激素治疗的不良后果，如心血管疾病、2 型糖尿病、血栓栓塞性疾病、胆结石、高血压和高脂血症。
- 制定政策和协议，在能够提供包容和肯定的环境中接纳变性患者。
- 在医院内建立包容性空间。
- 更新人口统计表格和电子健康记录，以识别变性者身份。
- 培训所有护理员工对 LGTBQ 患者进行适当、敏感及详细知识的评估和沟通方式。
- 为宫颈抹片、乳房 X 线、睾丸癌和前列腺癌患者提供后续筛查选择。

人口贩卖

- 高危人群：
- 离家出走／被遗弃的青年；
- 有／无证件的移民；
- 餐厅、酒店工作者，体力劳动者、美甲沙龙场所的工人；
- 性工作者。
- 危险信号：
- 随行人员没有身份证明或文件；
- 随行人员代替患者回答问题；
- 患者不愿解释疾病或伤害原因；
- 患者不知所处位置；
- 恐惧、焦虑、沮丧、顺从、紧张、避免目光交流；
- 18 岁以下，从事商业性行为；
- 在同一地点工作和休息；
- 没有钱，也没有对金钱的控制权；
- 强奸／性侵犯；
- 伤口特征和殴打、烧伤及砍伤相符；
- 没有头发；
- 经常性泌尿系统感染；
- 有常见的性传播感染；
- 有身份的品牌标志。
- 手腕或脖子上有条形码，面部、胸部或背部有"皮条客"的名字或缩写。

妊娠期生理变化

血容量	↑超 1 500mL
心率	↑比妊娠前高 20%
心搏量	↑比妊娠前高 30%
CO	↑比孕前体积高 30%~50%
SVR, PVR	↓低 25%
BP	↓前 2 个月降低，第 3 个月正常
肾功能	↑升高肾小球滤过率（GFR）的 50%
呼吸频率	↑潮气量升高，速率不变
呼吸系统	ABG: pH=7.44, $PaCO_2$=30, 碳酸氢盐为 20~25, PaO_2> 100%，代偿性呼吸性碱中毒和肺储备减少
血浆容量与红细胞	·血浆体积增加约 50% ·红细胞体积增加约 30% ·结果："妊娠期稀释性贫血"，怀孕期间平均血红蛋白浓度约为 11.5g/dL
白细胞	减少，血小板下降正常
pT/PTT	低于正常值→"高凝状态"
胃肠道系统	运动性降低，认为孕妇有饱腹感

怀孕评估

☑ GTPAL

妊娠次数（Gravida）：怀孕次数，包括目前的一次。

足月次数（Term）：足月出生的婴儿总数或 ≥ 37 周出生的婴儿总数。

早产次数（Preterm）：37 周以前出生的早产儿总数。

堕胎次数（Abortions）：自然流产或人工流产总数。

现存活（Living）：仍然活着的儿童总数。

怀孕评估（续）

胎龄评估

- 根据 Naegele 的规则，计算预产期（EDD）需要记录最后一次月经期（LMP）的第一天：月份 +9 个月，日期 +7 天。
- 子宫的大小可以通过测量耻骨联合到子宫底的高度来进行临床评估。在 20 周时，宫高应在耻骨联合上方 20±2cm（约在脐水平）。足月时，宫高应略低于剑突。
- 产科超声检查是评估遗传（GA）算法最准确的方法。多胎妊娠、巨大胎儿、羊水过多或子宫肌瘤可能使遗传评估难度增加。

产妇低血压

- 出血（特别是产后出血）。
- 败血症。
- 围产期心肌病。
- 羊水栓塞。
- 肺栓塞。
- 子宫破裂。
- 硬膜外麻醉/脊髓麻醉。
- 仰卧位低血压综合征：妊娠超过 20 周时，下腔静脉和主动脉受到妊娠子宫压迫。将患者移至左侧平卧位以缓解低血压并恢复 CO 水平。

怀孕的危险信号

- 严重呕吐。
- 经常性、严重头痛。
- 上腹痛。
- 阴道排液。
- 胎动加快后胎动变化或停止。
- 手指或面部肿胀。
- 视觉障碍。

- 阴道或尿道感染症状。
- 不正常或严重的腹痛。
- 癫痫发作或肌肉抽动。
- 早产迹象，如有节奏的宫缩。

真假临产

☑ 真临产

- 规律宫缩。
- 背部不适扩散到腹部。
- 渐进性宫颈扩张和消退。
- 宫缩间隔逐渐缩短。
- 行走时宫缩强度增加。
- 宫缩持续时间和强度增加。

☑ 假临产

- 宫缩不规律。
- 腹部局部不适。
- 宫颈无变化。
- 宫缩间隔时间无变化或不规则变化。
- 宫缩可以通过走动来缓解。
- 宫缩通常没有变化。

胎儿监护术语

基线胎心率(FHR)：两个收缩周期或10min内的平均胎心率。

基线变化：与子宫收缩无关的心率波动。

周期性变化：与子宫收缩相关的胎心率波动。

振幅：基线读数和胎心率波动之间的搏动/分钟差值。

恢复时间：收缩结束和恢复到基线FHR之间的差值。

加速：胎心率瞬时升高，持续时间超过15s，并与宫缩有关。

减速：胎心率瞬时降低，并与宫缩有关。

滞后时间：收缩峰值和减速最低点之间的差值。

需要立即剖宫产的情况

◢ 胎位不正

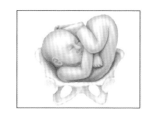

- 可能是头部（先是头部）、臀部（先是臀部或脚）或肩部（先是肩膀、髂骨、手或肘部）出现。
- 增加母亲和胎儿的并发症风险。

◢ 头盆不称

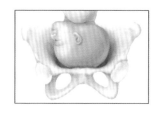

- 胎儿头部与母体骨盆直径不成比例。
- 分娩无法进行。
- 可能导致胎位不正。
- 如果胎膜破裂可能导致脐带脱垂。

◢ 脐带脱垂

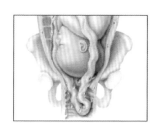

- 脐带先于胎儿下降进入阴道。
- 脐带可能受压，影响胎儿循环。

◢ 胎儿窘迫

- 用多普勒或胎儿镜评估胎心率。
- 将设备放置在耻骨联合与脐部之间。
- 监测 1min，计算胎心率。
- 正常胎心率：120~160/min。
- 将手指放在母亲的脉搏上，以区分母亲和胎儿心率。
- 通知检查者：
- 心动过缓；
- 心动过速；
- 晚期或可变减速。

妊娠晚期出血

胎盘早剥

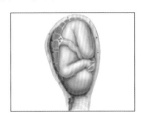

- 胎盘过早脱离子宫壁（轻度、中度或重度）。
- 最常见于24周后的多胎妊娠。
- 产妇大量出血；严重时可能导致休克和胎儿死亡。

危险因素

- 高血压。
- 多胎。
- 先兆子痫。
- 既往胎盘早剥。
- 脐带较短。
- 对过度膨胀的子宫突然减压。
- 血栓形成。
- 烟草、可卡因或甲基苯丙胺的使用。
- 创伤：钝性腹部损伤或突然减速。
- 原因不明的母体甲胎蛋白水平升高。
- 子宫肌瘤。

前置胎盘

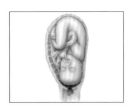

- 胎盘植入子宫下段。
- 胎盘可能被侵犯、部分阻塞或完全阻塞宫颈口。
- 20周后出现无痛、鲜红色、阵发性阴道出血。
- 子宫柔软、无痛。
- 胎位不正。

危险因素

- 高血压。
- 多胎。
- 多产。
- 高龄。
- 既往剖宫产。
- 吸烟。
- 刮宫。

第7章 特殊情况

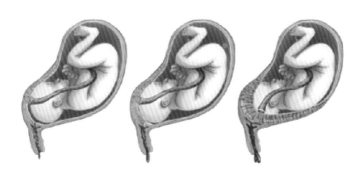

边缘性前置胎盘　　　部分前置胎盘　　　完全前置胎盘

产后出血原因

▨ 原　因

- 组织（胎盘残留）。
- 张力（子宫收缩乏力）。
- 创伤（创伤性分娩、会阴切开术）。
- 凝血酶［凝血酶障碍，弥散性血管内凝血（DIC）］。

▨ 治　疗

对于所有类型的晚期妊娠出血，保持 ABCs，并准备紧急剖宫产。

先兆子痫和子痫

先兆子痫是一种并发症，其特征是高血压和其他器官（通常是肾脏）受损，以及蛋白尿和全身水肿。通常发生在怀孕20周后之前血压正常的孕妇中，甚至血压稍有升高也可能是先兆子痫的征兆。先兆子痫也可以发生在产后3个月。子痫是先兆子痫时的癫痫发作。应启动癫痫预防措施，并提前备用硫酸镁。

☑ 记住"PRE"

- **P：蛋白尿（Proteinuria）：** 蛋白尿定义为尿蛋白浓度 > 300mg/24h 或试纸 ≥ +1。
- **R：血压上升（Rising blood pressure）：** 高血压可能会缓慢发展，但更常见的是突然发作。经常发生头痛和视力变化。收缩压 ≥ 140mmHg 和（或）舒张压 ≥ 90mmHg。按医嘱治疗高血压。
- **E：水肿（Edema）：** 体重突然增加和肿胀（特别是面部和手部）。

新生儿评估

阿普加评分（Apgar scoring system）是一种快速评估新生儿出生后第 1 分钟和第 5 分钟时状况的方法。它对传达整体状态和对复苏的反应很重要，但是，它并不能决定是否需要初步复苏。

阿普加评分系统

	0 分	1 分	2 分	总分
活动（肌肉张力）	缺少	胳膊和腿弯曲	主动运动	
脉搏	缺少	低于 100/min	高于 100/min	
皱眉反应（反射易怒）	松弛	四肢弯曲	主动运动（打喷嚏，咳嗽，拉开）	
外观（皮肤颜色）	蓝色，苍白	身体粉红色，四肢蓝色	完全粉红色	
呼吸	缺少	慢，不规律	有力的哭声	
			严重异常	0~3 分
			中度异常	4~6 分
			状态良好	7~10 分

新生儿最初 12h 的正常生命体征：

- 心率：100~180/min。
- 呼吸频率：30~50/min。
- 收缩压：50~70mmHg。

◩ 新生儿正常脉搏血氧饱和度

出生后目标血氧饱和度（SpO$_2$）	
1min	60%~65%
2min	65%~70%
3min	70%~75%
4min	75%~80%
5min	80%~85%
10min	85%~95%

　　许多健康的新生儿会出现轻微的发绀，在出生后 10min 才能达到 90% 的正常脉搏血氧饱和度。出生 10min 后，如果新生儿仍然发绀，可根据上表中新生儿的年龄（以 min 为单位）和还原氧饱和度来评估补充氧气的浓度。将探头放在新生儿右手上进行监测，即"右手是正确的位置（right hand is the right place）"。

第7章 特殊情况

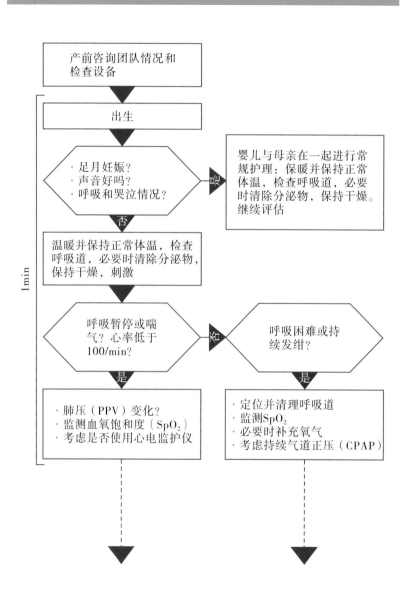

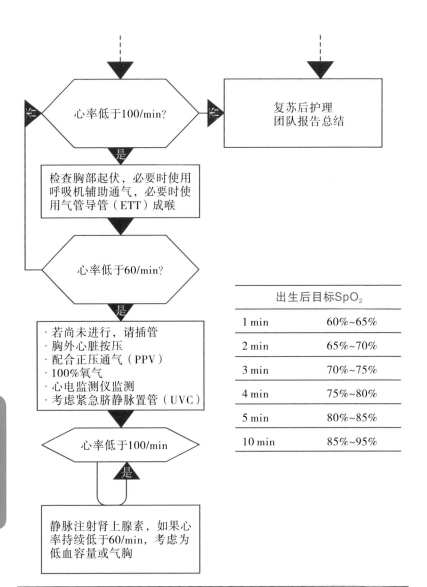

出生后目标SpO₂	
1 min	60%~65%
2 min	65%~70%
3 min	70%~75%
4 min	75%~80%
5 min	80%~85%
10 min	85%~95%

第 7 章　特殊情况

经允许引自 Tepas JJ, Molitt DL, Talbert JL, et al. The pediatric trauma score as a predictor of injury severity in the injured child. Journal of Pediatric Surgery, 1987,22(1):15.

儿童评估

体重应以千克（kg）计算，并在分诊时以 kg 记录。

◤ 儿童评估三角

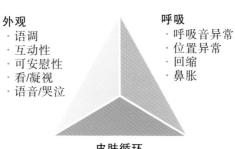

外观
· 语调
· 互动性
· 可安慰性
· 看/凝视
· 语音/哭泣

呼吸
· 呼吸音异常
· 位置异常
· 回缩
· 鼻胀

皮肤循环
· 苍白
· 斑驳
· 发绀

儿童生命体征正常范围

年龄组	呼吸频率（min）	心率（/min）	收缩压（mmHg）	体重（kg）	体重（lb）
新生儿	30~50	120~160	50~70	2~3	4.5~7
婴儿（1~12 个月）	20~30	80~140	70~100	4~10	9~22
幼儿（1~3 岁）	20~30	80~130	80~110	10~14	22~31
学龄前儿童（3~5 岁）	20~30	80~120	80~110	14~18	31~40
学龄儿童（6~12 岁）	20~30	70~110	80~120	20~42	41~92
青少年（13 岁以上）	12~20	55~105	110~120	>50	>110

☑ 婴幼儿改良格拉斯哥昏迷评分量表

	儿童	婴儿	分数
睁眼	自发	自发	4分
	语言刺激可睁眼	语言刺激可睁眼	3分
	刺痛睁眼	刺痛睁眼	2分
	无反应	无反应	1分
最佳口头回应	定向的，适当的	咿呀学语	5分
	迷惑	烦躁的哭声	4分
	不恰当的语句	痛苦地哭	3分
	难以理解的声音	痛苦地呻吟	2分
	无反应	无反应	1分
最佳运动反应 *	服从命令	自发、有目的地移动	6分
	定位疼痛刺激	因触碰而退缩	5分
	因疼痛而退缩	因疼痛而退缩	4分
	因疼痛屈曲	因疼痛不正常地弯曲	3分
	因疼痛伸展	因疼痛异常伸展	2分
	无反应	无反应	1分

*如果患者插管，失去知觉或言语，则该量表中最重要的部分是运动反应，因此应仔细评估运动反应

第7章 特殊情况

◤ 儿童创伤评分（PTS）

评估内容	分数		
	+2 分	+1 分	−1 分
体重	体重 >20kg（44lb）	10~20kg（22~44lb）	<10kg（22lb）
气道	正常	口腔或鼻腔气通，给氧	气管插管，环甲膜切开术或气管切开术
收缩压	>90mmHg，良好的外周脉搏和灌注	50~90mmHg，可触及的颈动脉/股动脉搏动	<50mmHg，脉冲微弱或消失
意识水平	清醒	昏迷或意识丧失	昏迷，反应迟钝
骨折	没有看到或怀疑	单一，封闭的	开放或多发
皮肤损伤	不可见	挫伤，擦伤，撕裂伤 <7cm（未穿透筋膜）	组织缺失，穿透筋膜的枪伤或刺伤

总分

经允许引自 Adapted from Tepas JJ, Molitt DL, Talbert JL, et al. The pediatric trauma score as a predictor of injury severity in the injured child. Journal of Pediatric Surgery, 1987, 22(1): 15.

* PTS>8 分时死亡率应为 0

应将所有 PTS<8 分的受伤儿童分流到合适的小儿创伤中心

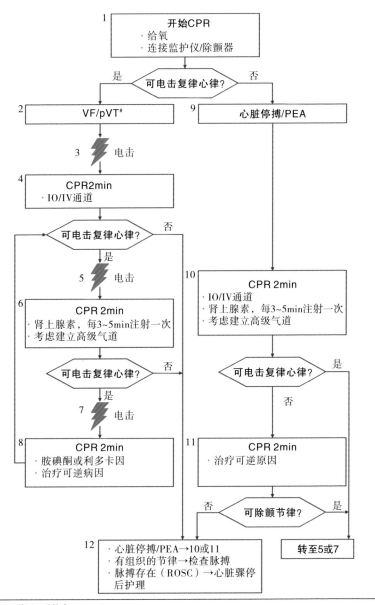

第7章 特殊情况

☑ CPR 质量

- 用力（于 ≥ 胸部前后直径的 1/2 距离处）并快速按压（100~120/min），使胸部完全回弹。
- 最大限度地减少按压中断。
- 避免过度通气。如果疲劳，则按压者每 2min 或更快地轮替一次。
- 如果没有建立高级气道，则按压通气比为 15 : 2。

☑ 除颤用的能量

第一次电击为 2J/kg，第二次电击为 4J/kg，后续电击需 ≥ 4J/kg，最大电击程度为 10J/kg 或采用成人电击量。

☑ 药物治疗

- **肾上腺素 IO/IV 剂量：** 0.01mg/kg（0.1mL/kg 或浓度为 1 : 10 000）。每 3~5min 重复一次。如果无法通过 IO/IV，则可给予气管内剂量：0.1mg/kg（0.1mL/kg 或浓度为 1 : 1 000）。
- **胺碘酮 IO/IV 剂量：** 心搏骤停时静脉注射 5mg/kg。对于难治性 Vf 或 pVT，最多可重复 2 次。
- **利多卡因 IO/IV 剂量：** 初始剂量为 1mg/kg 负荷剂量。维持剂量为每分钟输注 20~50μg/kg（如果在初始推注治疗大于 15min 后开始推注，则重复推注剂量）。

☑ 建立高级气道

- 行气管插管或声门上气道术。
- 采用 $ETCO_2$ 或 CO_2 测定法以确认和监测气管插管的放置。
- 建立高级气道后，每 6s 进行一次呼吸（10/min），并持续胸外按压。

儿童心搏骤停处理流程——2015 年更新（续）

◢ 自主循环恢复（ROSC）

- 脉搏和血压。
- 自发性动脉压力波与动脉内监测。

◢ 可逆原因

- 低血容量（Hypovolemia）。
- 缺氧（Hypoxia）。
- 氢离子（Hydrogen，酸中毒）。
- 低血糖（Hypoglycemia）。
- 低 / 高钾血症（Hypo-/hyperkalemia）。
- 体温过低（Hypothermia）。
- 张力性心胸（Tension pneumothorax）。
- 心脏压塞（Tamponade）。
- 中毒（Toxins）。
- 肺血栓形成（Thrombosis）。
- 冠状动脉血栓形成（Thrombosis）。

第 7 章　特殊情况

儿童有脉搏的心动过缓和低灌注的处理流程

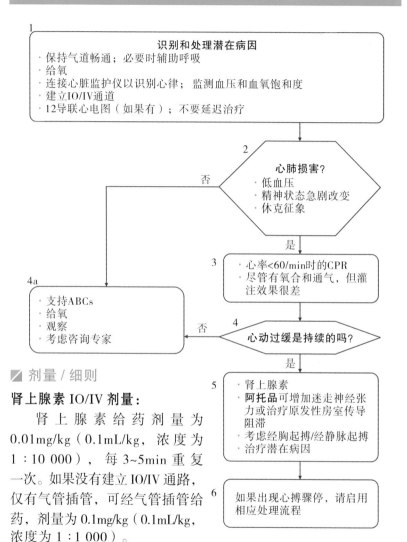

1　识别和处理潜在病因
· 保持气道畅通；必要时辅助呼吸
· 给氧
· 连接心脏监护仪以识别心律；监测血压和血氧饱和度
· 建立IO/IV通道
· 12导联心电图（如果有）；不要延迟治疗

2　心肺损害?
· 低血压
· 精神状态急剧改变
· 休克征象

否 ⟶

3
· 心率<60/min时的CPR
· 尽管有氧合和通气，但灌注效果很差

4a
· 支持ABCs
· 给氧
· 观察
· 考虑咨询专家

4　心动过缓是持续的吗?

否 ⟶

是 ↓

5
· 肾上腺素
· 阿托品可增加迷走神经张力或治疗原发性房室传导阻滞
· 考虑经胸起搏/经静脉起搏
· 治疗潜在病因

6
如果出现心搏骤停，请启用相应处理流程

▨ 剂量 / 细则

肾上腺素 IO/IV 剂量：

　　肾上腺素给药剂量为 0.01mg/kg（0.1mL/kg，浓度为 1∶10 000），每 3~5min 重复一次。如果没有建立 IO/IV 通路，仅有气管插管，可经气管插管给药，剂量为 0.1mg/kg（0.1mL/kg，浓度为 1∶1 000）。

阿托品 IO/IV 剂量：

　　阿托品给药剂量为 0.02mg/kg，可以重复给药一次。最小单次剂量为 0.1mg，最大单次剂量为 0.5mg。

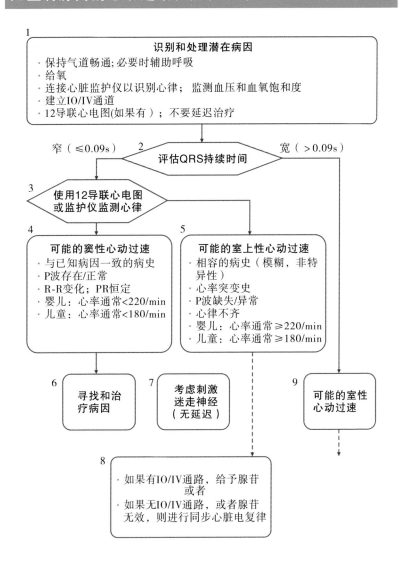

1
识别和处理潜在病因

· 保持气道畅通;必要时辅助呼吸
· 给氧
· 连接心脏监护仪以识别心律； 监测血压和血氧饱和度
· 建立IO/IV通道
· 12导联心电图(如果有）；不要延迟治疗

窄（≤0.09s）　　**2**　　宽（>0.09s）
评估QRS持续时间

3
使用12导联心电图
或监护仪监测心律

4
可能的窦性心动过速
· 与已知病因一致的病史
· P波存在/正常
· R-R变化；PR恒定
· 婴儿：心率通常<220/min
· 儿童：心率通常<180/min

5
可能的室上性心动过速
· 相容的病史（模糊，非特异性）
· 心率突变史
· P波缺失/异常
· 心律不齐
· 婴儿：心率通常≥220/min
· 儿童：心率通常≥180/min

6
寻找和治疗病因

7
考虑刺激迷走神经（无延迟）

9
可能的室性心动过速

8
· 如果有IO/IV通路，给予腺苷或者
· 如果无IO/IV通路，或者腺苷无效，则进行同步心脏电复律

第7章　特殊情况

儿童有脉搏的心动过缓和低灌注的处理流程（续）

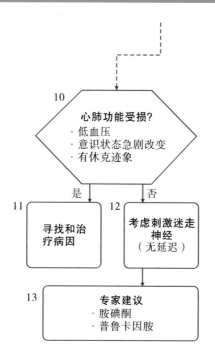

▨ 剂量 / 细则

同步电复律

从 0.5~1J/kg 开始，如果无效，则增加到 2J/kg。必要时使用镇静剂，但不能延迟心脏电复律。

药物治疗

腺苷 IO/IV 剂量：

● 第一剂：0.1mg/kg，快速推注（最大剂量：6mg）。

● 第二剂：0.2mg/kg，快速推注（最大剂量：12mg）。

胺碘酮 IO/IV 剂量：

● 5mg/kg，超过 20~60min。

或者

普鲁卡因胺 IO/IV 剂量：

● 15mg/kg，超过 30~60min。

● 请勿同时使用胺碘酮和普鲁卡因胺。

© 2015 美国心脏协会（AHA）

儿童休克

相对于组织代谢需求而言,氧气和营养物质向组织的输送不足。

☑ 识别休克

临床症状	低血容量性休克	分布性休克	心源性休克	阻塞性休克
A 开放	气道开放且可维持 / 不可维持			
B 呼吸频率	增加			
呼吸动作		正常至增加	吃力	
呼吸声音	正常	正常(湿啰音)	湿啰音,咕噜声	
C 收缩压	代偿性休克→低血容量性休克			
脉压	低	多变	低	
心率	增强			
外周脉冲质量	弱	有界或弱	弱	
皮肤	苍白,冰冷	温暖或冰冷	苍白,冰冷	
毛细血管再充盈	延迟	多变	延迟	
尿排出量	减少			
D 意识状态		易怒(早期)	昏睡(晚期)	
E 体温		多变		

儿童休克（续）

要　点

毛细血管充盈时间超过 2s。

低血压是晚期症状。根据其严重程度,休克可分为以下两类:

- 代偿性休克:收缩期血压正常,烦躁不安,意识水平改变,进食差,肢体冰冷,毛细血管充盈时间延迟,远端脉搏微弱、缺失或缺乏（与中心脉搏相比）。
- 失代偿性休克:伴有休克迹象的低血压。

休克的治疗

- ABCs。
- 给氧。
- 液体复苏（见下表）。

休克类型	液体量	大致输液速度
低血容量性休克（非 DKA）分布性休克	20mL/kg 丸剂（必要时重复）	超过 5~10min
心源性休克（非中毒）	5~10mL/kg 丸剂（必要时重复）	超过 10~20min
DKA 合并与代偿性休克	10~20mL/kg	超过 1h
中毒（例如钙通道阻滞剂或 β – 肾上腺素受体阻滞剂）	5~10mL/kg 丸剂（必要时重复）	超过 10~20min

儿童呼吸窘迫综合征

- 呼吸窘迫：呼吸急促、费力，发出哼哼声、喘鸣声、喘息声，可见跷跷板式呼吸或"腹式"呼吸，头部摆动，鼻翼张开，面色苍白，发绀。
- 呼吸衰竭：呼吸缓慢，周期性呼吸暂停，心动过缓，呼吸音减弱，血氧饱和度低，昏迷，肌张力差，发绀。

    通过观察儿童胸部扩张是否对称和听诊双侧呼吸音进行评估。应该在前、后胸壁和腋窝区域听诊呼吸音的强度和音调。

◢ 上呼吸道梗阻

- 常见病因：喉炎、会厌炎、过敏反应和气道异物阻塞。
- 吸气性喘鸣。
- 治疗：用改良氧和雾化肾上腺素、皮质类固醇治疗喉炎；采取舒适的体位，在大腿外侧用自动注射器注射肾上腺素；用沙丁胺醇、抗组胺药、糖皮质激素、吸入性药物等治疗过敏性反应。

◢ 下呼吸道梗阻

- 常见原因：哮喘和毛细支气管炎，包括呼吸道合胞病毒（RSV）和呼气性喘息。
- 治疗：用鼻腔喷吸剂和支气管扩张剂治疗毛细支气管炎；用沙丁胺醇、皮质类固醇、SQ肾上腺素、硫酸镁、特布他林治疗哮喘。

◢ 肺组织（实质）疾病

- 常见原因：肺炎和肺水肿。
- 治疗：ABCs和氧疗，用沙丁胺醇和抗生素治疗肺炎或局限性肺炎；用呼吸机和血管活性药支持治疗肺水肿，可考虑使用利尿剂。

◢ 通气控制紊乱

- 常见原因：颅内压增高、中毒/用药过量和神经肌肉疾病。
- 症状和体征：呼吸节律不规则。
- 治疗：通过避免低氧血症、高碳酸血症和高热来治疗颅内压增高；用解毒剂治疗中毒/用药过量，并联系毒物控制中心；使用呼吸机支持治疗神经肌肉疾病。

儿童呼吸窘迫综合征（续）

喉炎、会厌炎与呼吸道合胞病毒（RSV）

	喉炎	会厌炎	RSV/ 细支气管炎
年龄	<3 岁	2~6 岁	<2 岁
性别	男性 > 女性	男性 = 女性	男性 = 女性
发病	起病慢（夜间）	起病急	起病慢
感染源	病毒	细菌（HI-B）	病毒
发热	低热	高热	低热
呼吸	吸气性凹陷	三凹征	呼吸暂停或急促
声音	犬吠样咳嗽	吸气性喘鸣	断断续续地咳嗽、湿啰音、呼气性喘息
嗓音	嘶哑	低沉	不适用
发生频率	常见	少见	常见
其他症状	避免吸入冷空气	流涎 / 吞咽疼痛	低氧血症

N/A：未知

经验法则

- $1 \times ETT^* =$（年龄 /4）+4（无袖套管公式）。
- $2 \times ETT$ 大小 = 抽吸导管 $/NG^\#/OG^\Delta$/Foley 导管大小。
- $3 \times ETT$ 大小 =ETT 插入深度（cm）。
- $4 \times ETT$ 大小 = 胸腔导管尺寸（最大值，如血胸）。
  气管导管：袖套状气管导管 ID（mm）=（年龄 /4）+3.5。
- 新生儿气管导管尺寸：孕周 /10。
- 血压下限（2 岁以上）70+［2 × 年龄（岁）］。
- 儿童脉搏上限：150-［5 × 年龄（岁）］。
  头围（HC）：HC 的经验法则是"三九"法则。
- 新生儿 HC 为 35cm。
- 3 个月婴儿 HC 为 40cm。
- 9 个月婴儿 HC 为 45cm。
- 3 岁儿童 HC 为 50cm。
- 9 岁儿童 HC 为 55cm。

---

* ETT: 气管导管；$^\#$NG：鼻胃管；$^\Delta$OG：口胃管

儿童静脉输液

▨ 液体复苏

20mL/kg 生理盐水溶液（NSS），持续超过 10min（无心源性休克迹象）。如果怀疑有心源性休克，使用 10mL/kg NSS 给予液体复苏，持续超过 20~30min。

▨ 维持速率

4/2/1 法

计算小时速率：（前 10kg 为 4mL/kg）+（11~20kg 为 2mL/kg）+（20kg 以上为 1mL/kg）= 每小时速率

简单维持速率的经验法则：

15~60kg 儿童：

40+ 儿童体重（kg）= 维持液体（mL/h）

例如，25kg 儿童：

（4mL×10kg）+（2mL×10kg）+（1mL×5kg）= 每小时速率

40mL+20mL+5mL=65mL/h

儿童的注射剂量调整

当给儿童进行肌内注射时，需要调整方法来适应其年龄、注射部位和需要注射的药物量，下表可以作为指南。

注射部位	指南
三角肌	· 不推荐 3 岁以下儿童使用
	· 如果没有其他部位，可给予 18 个月至 3 岁的儿童 ≤ 0.5mL 的剂量
	· 给予 3~15 岁的儿童 ≤ 0.5mL 的剂量
	· 给予 15 岁至成年患者 ≤ 1mL 的剂量
臀大肌或腹肌	· 不推荐 3 岁以下儿童使用
	· 如果没有其他部位，可给予 18 个月至 3 岁的儿童 ≤ 1mL 的剂量
	· 给予 3~6 岁的儿童 ≤ 1.5mL 的剂量
	· 给予 6~15 岁的儿童 ≤ 2mL 的剂量
	· 给予 15 岁至成年的患者 ≤ 2.5mL 的剂量
股外侧肌或股直肌	· 3 岁以下的儿童使用 ≤ 1mL 的剂量
	· 给予 3~6 岁的儿童 ≤ 1.5mL 的剂量
	· 给予 6~15 岁的儿童 ≤ 2mL 的剂量
	· 给予 15 岁至成年的患者 ≤ 2.5mL 的剂量

法医证据收集和保存

- 获得知情同意。
- 注意危险信号，保护儿童安全。
- 保持质疑的态度，以便护士认识到收集和保存证据的必要性。
- 获取完整的既往史。
- 记录患者到达急诊室时的状况，包括他（她）穿什么或没穿什么。
- 文件记录必须尽可能一字不差，不应有内容被删除。
- 记录患者损伤时，空白人体图可以提供帮助。
- 记录患者所说的话时要使用引号。
- 收集物证时，请戴手套，在收集完每件物品后都应更换手套。
- 所有收集的物证都应放入信封、容器或袋子中，并且必须包括患者的姓名和身份证号，收集日期和时间，收集地点，以及收集人的姓名和编号。
- 使用纸质信封和纸袋收集和保存证据，勿使用塑料袋。
- 衣服：不要在有孔洞、血迹或溅血的地方剪割。不要把衣服揉成一团，要折叠起来放在纸袋内。不要抖衣服。
- 保存院前床单，并贴上标签。
- 不要扔掉任何东西。如果物品未知，可标注为"碎片"，收集并保存。
- 不要把静脉注射液放在嫌疑人手中。
- 子弹：小心收集并放入硬币大小的信封中，然后放入坚硬的样本容器中，标注并密封。如果存在碎片，在放入样本容器之前，将所有碎片放入同一个信封。
- 不要将任何伤口标记为入口或出口，而是要描述伤口位置、形状和大小。
- 如果伤口来自咬伤，保留伤口上的绷带。
- 如果从湿伤口收集样本，使用干拭子并在包装前晾干。如果伤口干燥，用无菌水湿润拭子，并从干燥区域收集样本。在包装前晾干拭子。

- 为了收集小碎片或碎屑，可以使用棉绒滚筒，并将带有样品的方块撕下一起保存。
- 微小的碎片可以放入装订袋中——由容易获得的纸张制成。
- 对于遭受性侵犯的患者，使用经批准的性侵犯收集工具包。
- 确保所有收集的物品都有监管链记录（见第 247 页的表格）。在移交给执法部门之前，任何收集到的证据都不应超出收集者的控制范围。

经典"装订袋"折叠说明

非常适合较小的物品
基于John De Lorean的想法

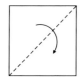

空白面朝上，花顶部向
左对折

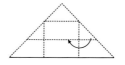

空白面朝上，顶部的花从
右向左折叠1/3

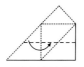

现在把左边的1/3
折叠到右边

把左边的尖塞进右边

如果物品很小，这是放入物品的最佳点。轻轻挤压两侧，打开包装，将物品摇至底部

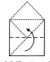

向上折叠"正方形"
的下半部分

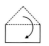

向下折叠并把上面的尖头折
在两片之间，然后合上

◢ 空白人体图

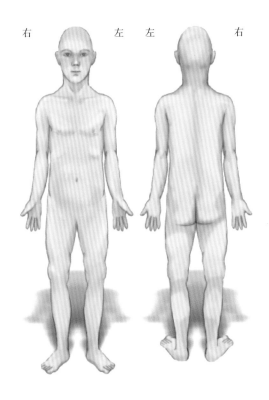

右　　　　左　　左　　　　右

法医证据收集和保存（续）

◪ 证据收集工具包

第一部分：供应

- 带盖子的塑料盒。
- 纯白纸张（$8\frac{1}{2} \times 11\text{in}$）。
- 印报纸的卷筒（从报纸发行商那里免费获得的报纸卷筒的芯子）。
- 棕色纸袋（大号、中号）。
- 硬币信封。
- 各种尺寸的信封。
- 密封样本容器。
- 无菌棉签拭子。
- 聚苯乙烯泡沫杯。
- 载玻片和采血管。
- 大量标签。
- 胶带。
- 修正带。
- 不可擦黑色记号笔。
- 小瓶无菌水。
- 各种尺寸的纸板盒（可选）。
- 空的干燥无菌水瓶（可选）。
- 红色生物危害袋（所有纸袋都放在此袋中，以便在交接时运输）。
- 橡胶尖镊子和普通镊子。

第二部分：笔记

- 医院证据收集的政策和程序。
- 电话号码：
- 地方和州执法部门；
- 多学科机构（例如，地区检察官，联邦调查局，儿童虐待机构，家庭虐待机构，老龄服务，飞行计划，地面运输，消防部门，毒物控制，猎物和野生动物机构，应急准备资源部门，危险材料小组，消防部门，动物控制中心，紧急派遣部门）；

法医证据收集和保存（续）

- 医院资源（例如，科主任，主管，医疗主管，放射主管，应急准备主管，必要时提供安全部门和性侵犯护士检查员的寻呼机和电话号码）；
- 倡导小组热线；
- 器官劝募组织。
- 形式和资源：
- 知情同意照片；
- 监管链表格；
- 空白人体图。
- 关于证据收集和死亡后护理的提示和提醒。

◪ 非致命性勒杀

可能没有明显的伤害。

评估患者：

- 咽喉痛或吞咽困难。
- 颈部疼痛——询问既往颈部损伤。
- 声音嘶哑。
- 头晕目眩。
- 昏厥或失去意识。
- 恶心或呕吐。
- 大小便失禁。
- 耳鸣。
- 舌变色。
- 耳后瘀伤。
- 颈部损伤的迹象，如手指印痕、擦伤、瘀伤、压痕等。
- 面部、眼睛等的瘀血点。
- 颈部肿胀——询问既往颈部损伤。
- 咳嗽。

患者护理中的文化因素

作为一名医疗保健专业人员，你将与各式各样具有多元文化的患者群体互动。文化和语言差异可能会导致误解、缺乏依从性或成为对患者预后产生负面影响的因素。医护人员必须记住，患者的文化行为和信仰可能与你不同。因此医护人员需要了解不同人群的实际情况，不断提高对各种文化的了解、认知和技能。这样才能确保为所有患者提供有效、合理且友善的护理。

◪ 文化素质

文化素质要求对与不同文化相关的问题保持敏感，这并不是说医护人员要成为一个专家，而是说他们愿意并且渴望了解来自不同文化、社会群体和种族人群的患者和家庭，并与之互动。

为了提供符合人文的护理，需要考虑到以下几点：

- 确定自己的价值观和信仰。
- 意识到自己可能对来自不熟悉的国家和讲第二语言的患者有刻板印象。
- 认识到任何可能的偏见。
- 寻求并获得不同文化或种族群体的信息，包括：
  - 非口头和口头交流实践；
  - 日常生活活动；
  - 饮食习惯；
  - 症状管理；
  - 出生习俗和儿童护理；
  - 死亡习俗；
  - 家庭关系；
  - 精神和宗教信仰；

患者护理中的文化因素（续）

- – 疾病信念；
- – 健康实践。
- 寻找与来自不同文化背景的患者互动的机会。
- 入院时进行文化需求评估：
- – 了解患者的口语和读写能力，母语，读唇语的能力，以及是否需要翻译。询问患者希望被如何称呼；
- – 观察患者的非语言交流方式，如眼神交流、表达能力以及理解常见动作和手势的能力；
- – 了解患者的社会取向，包括文化、种族、民族、家庭角色、功能、工作和宗教；
- – 了解患者的特有舒适度，特别是根据他（她）的谈话、与他人的接近程度、身体动作和空间知觉；
- – 询问患者的食物偏好、家庭健康史、宗教和文化健康实践以及对健康和疾病的定义；
- – 确定患者的主要支持者；
- – 确定患者是过去导向、现在导向还是未来导向。

患者护理中的文化因素（续）

☑ 使用翻译

在所有接触交流和运行设施时，语言水平有限的患者应能随时获得语言援助服务，这可能涉及免费为患者提供翻译服务。只要有可能，最好让受过训练的翻译人员进行翻译，而非家人或朋友。家庭成员或朋友可能有角色冲突，或者可能缺乏必要的医学词汇以提供充分的帮助。请注意，译者也可能根据自己对情况的看法来改变信息，或者可能会隐瞒令人尴尬的关键信息。

使用翻译时，请考虑以下要点：

- 在开始之前，会见翻译人员，解释会话的目的。
- 如果合适，让翻译人员事先与患者简短交谈，以了解其教育水平和需求。
- 指示翻译人员准确翻译患者所说的内容，不要编辑或总结任何信息。
- 预期会话会比普通的交谈进展慢，因为仔细解释需要更多的时间。
- 用短句说话，避免使用复杂的医学术语、俚语或行话。
- 说得清楚一些，慢一点，但声音不要太大。
- 互动期间，直视患者，而非翻译者。当患者说话时，观察并倾听其话语。
- 避免做出冒犯或令人误解的肢体语言或手势。
- 定期评估患者对所讨论内容的理解程度，并请其复述。应避免问"你明白吗？"

基本汉语 – 英语 – 西班牙语翻译

我的名字是____	My name is _____	Mi nombre es _____
我是你的护士	I am your nurse.	Soy su enfermero（a）
请进	Come in, please.	Entre, por favor.
你的名字是？	What is your name?	¿Cómo se llama?
你感觉如何？	How are you feeling?	¿Cómo se siente?
你多大？	How old are you?	¿Cuántos años tiene?
你独居吗？	Do you live alone?	¿Vive solo（a）？
你服用什么药物吗？	Do you take any medications?	¿Toma medicamentos?
你对什么药物过敏吗？	Are you allergic to any medications?	¿Es usted alérgico（a）a algún medicamento?
你的医生是谁？	Who is your doctor?	¿Quién es su médico?
你感觉舒适吗？	Are you comfortable?	¿Está cómodo（a）？
你有特殊饮食要求吗？	Do you follow a special diet?	¿Tiene Ud. una dieta especial?

第 7 章

特殊情况

疼痛（pain）		忧伤（dolor）	
一般	厌烦	抽痛	强烈

我准备给你：	I would like to give you:	Quisiera darle a Ud. un（a）：
· 注射	· an injection.	· inyección.
· 静脉给药	· an I.V. medication.	· medicamento por vía intravenosa.
· 液体药物	· a liquid medication.	· medicamento en forma líquida.
· 药膏或药粉	· a medicated cream or powder.	· medicamento en pomada o polvo.
· 通过硬膜外导管注射药物	· a medication through your epidural catheter.	· medicamento por el catéter.
· 通过直肠给药	· a medication through your rectum.	· medicamento por el recto.
· 通过你的＿＿＿＿管注射药物	· a medication through your ＿＿＿＿ tube.	· medicamento por su ＿＿＿＿ tubo
· 舌下给药	· a medication under your tongue.	· medicamento debajo de la lengua.
· 药丸	· some pill(s).	· píldoras.
· 栓剂	· a suppository.	· supositorio.

脑死亡评估

只有医生或验尸官可以合法地宣布一个人死亡。确定脑死亡的标准各不相同，但通常使用以下标准：

- 患者对所有刺激均无反应。
- 瞳孔反应缺失。
- 所有大脑功能停止。
- 将冷水注入耳朵时，无任何眼球运动（变温试验）。正常情况下，眼球会移向受灌的耳朵。
- 无角膜反射。
- 无呕吐反射。
- 从左向右快速旋转患者头部时眼球保持固定（玩偶眼试验），提示脑死亡。正常情况下，眼球的运动方向与头部的运动方向相反。
- 呼吸暂停测试显示无自主呼吸。
- 脑电图（EEG）显示大脑无活动或反应。
- 如果宣布患者脑死亡，可以与其家人讨论是否捐赠器官和组织，除非存在以下情况（如癌症、HIV、AIDS 或高龄）。组织和器官捐赠必须获得家人同意。

急诊科（ED）须报告的情况

可报告的情况	代理人员或机构
谋杀	· 验尸官 · 执法人员
自杀	· 验尸官 · 执法人员
吵架和攻击	· 执法人员
机动车碰撞	· 执法人员
死亡	· 验尸官 · 地方器官募捐机构（大多数州）
虐待儿童	· 儿童保护服务
虐待老人	· 成人保护服务
传染病	· 因地区而异
动物咬伤	· 动物控制机构 · 执法人员

生化武器暴露的治疗

下表列出了潜在的威胁性生物（细菌和病毒）制剂以及目前可用的治疗措施和疫苗。

对于所有疑似接触病例应实施标准预防措施。对于天花病例，在疾病持续期间采取空气传播预防措施，直到患者的所有结痂脱落。对于肺鼠疫病例，在开始有效治疗后 72h 内采取飞沫预防措施。

生物制剂（状况）	治疗措施
炭疽杆菌 （炭疽）	·环丙沙星、多西环素或青霉素 ·疫苗：供应有限；在没有接触炭疽的情况下不建议使用
梭状牙孢杆菌 肉毒菌 （肉毒梭菌中毒）	·支持：气管插管和机械通气 ·马抗毒素被动免疫以减轻神经损伤 ·疫苗：用马肉毒杆菌抗毒素给予暴露后预防；可从疾病预防控制中心获得肉毒杆菌类毒素；重组疫苗正在研发中
土拉弗朗西斯菌 （兔热病）	·庆大霉素或链霉素；或者多西环素、氯霉素或环丙沙星 ·疫苗：减毒活疫苗目前正在由美国 FDA[*] 调查和审查
重型天花 （天花）	·没有经美国 FDA 批准的抗病毒药物；如果在暴露后 1~2d 给药，西多福韦可能有效 ·疫苗：接触后 3~4d 内预防
鼠疫耶尔森菌 （肺鼠疫）	·链霉素或庆大霉素、多西环素、环丙沙星或氯霉素 ·疫苗：不再提供

[*] FDA：食品药品监督管理局

		打印表单

财产 / 证据监管链表格
APLCS, LLC （http://www.aplcs.com）

案例名称：		获得的原因：	
案例编号：			
项目编号：	证据类型 / 制造商：	型号：	序列号：
内容所有者 / 标题：		内容描述：	
内容所有者联系信息：			
法医代理：	创建方法：	HASH 值：	创建日期 / 时间：
法医代理联系信息：			

监管链				
追踪号码	日期 / 时间	发布者	接收者	变更原因
	日期：	姓名 / 职称	姓名 / 职称	
	时间：	签名	签名	
	日期：	姓名 / 职称	姓名 / 职称	
	时间：	签名	签名	
	日期：	姓名 / 职称	姓名 / 职称	
	时间：	签名	签名	

项目编号：＿＿＿＿＿＿＿＿＿　　页码：第＿页 ＿＿＿＿＿＿＿＿＿

◪ 数字疼痛评分量表

另见第 25 页的疼痛评分量表。

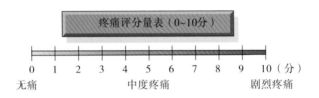

◪ Wong-Baker 面部表情疼痛评分量表

另见第 25 页（需结合实际情况）的 Wong-Baker 面部表情疼痛评分量表。

| 0分 | 2分 | 4分 | 6分 | 8分 | 10分 |
| 无痛 | 轻微疼痛 | 轻度疼痛 | 明显疼痛 | 严重疼痛 | 剧烈疼痛 |

第 7 章 特殊情况

◢ FLACC 疼痛评分量表（用于无法表达疼痛的患者或婴儿）

标准	0 分	1 分	2 分
面部表情 (Face)	没有特别的表情或笑容	偶尔做鬼脸或皱眉，沉默寡言，冷漠	频繁皱眉，咬紧下颌，下巴抖动
腿部 (Legs)	正常体位或放松状态	不安，焦躁，紧张	踢腿或拉腿
活动 (Activity)	静躺，姿势正常，活动自如	急促不安，来回移动，紧张	身体蜷缩、痉挛或抽搐
哭闹 (Cry)	不哭闹（醒着或睡着）	呻吟或呜咽，偶尔叹息	持续哭闹、尖叫或抽泣，频繁呻吟
可安慰性 (Consolability)	满足，轻松	可通过偶尔抚摸、拥抱或"交谈"分散注意力，使其安心	难以安慰或抚慰

美国国立卫生研究院（NIH）卒中量表

姓名 _____

1A. 意识水平：	1B. LOC 问题：	1C. LOC 命令：
0 = 警觉 1 = 不警觉，但能被唤醒 2 = 不警觉，但迟钝 3 = 昏迷	· 询问患者月份和年龄 0 = 两个答案都正确 1 = 正确回答 1 个问题 2 = 两个问题都不正确	· 睁开和闭上眼睛 · 张开和握紧非麻痹的手 0 = 能正确执行两项任务 1 = 能正确执行一项任务 2 = 无法正确执行任何任务
2. 最佳凝视（水平）：	3. 视野：	4. 面瘫：
0 = 正常 1 = 部分凝视麻痹 2 = 强制偏离或总体凝视减少	0 = 无视觉损失 1 = 部分偏盲 2 = 完全偏盲 3 = 双侧偏盲	0 = 正常 1 = 轻微瘫痪 2 = 部分瘫痪（下面部完全 或接近完全瘫痪） 3 = 上下面部完全瘫痪
5. 手臂活动：	6. 腿部活动：	7. 肢体性共济失调：
· **右侧** – 手掌向下 90°（如果坐着） 或 45°（如果仰卧）伸展手臂 10s 0 = 无偏移 1 = 偏移，肢体从安放位置向 下偏移，10s 内不会撞到 床或支撑物 2 = 需要努力对抗重力 3 = 没有对抗重力的努力 4 = 没有移动 · **左侧**	· **右侧** – 腿以 30° 伸展，仰卧 测试 5s 0 = 无偏移 1 = 偏移，肢体从安放 位置向下移动，5s 内不会撞到床或支 撑物 2 = 需要努力对抗重力 3 = 不受重力影响 4 = 没有移动 · **左侧**	· 手指 – 鼻子 – 手指和跟 膝胫试验 0 = 缺失 1 = 存在于单侧肢体中 2 = 存在于双侧肢体中
8. 感官：	9. 最佳语言：	10. 构音障碍：
· 对于针刺或有害刺激 0 = 正常 1 = 轻度至中度感觉缺失 2 = 重度至完全感觉缺失	0 = 无失语，正常 1 = 轻度至中度失语症 2 = 严重失语症 3 = 哑音，整体失语， 昏迷	0 = 正常 1 = 轻度至中度 2 = 严重（包括由于失语症 导致的哑巴 / 失语） · 如果插管，则不评分
11. 忽视或注意力不集中		
0 = 无异常 1 = 存在 2 = 巨大异常（2 种模式）		**总分：**

日期 _____ 时间 _____

检查者 _____ 签名 _____

参考文献

［1］American Academy of Pediatrics. Pediatric education for prehospital professionals.3rd ed. Burlington: Jones & Bartlett Learning,2016.

［2］Ball JW,Mgillis Bindler RC,Cowen KJ. Principles of pediatric nursing.5th.Upper Saddle River: Pearson,2012.

［3］Brown KM,Muscari ME. Quick reference guide to adult and older adult forensics. New York: Springer,2010.

［4］Buettner JR. Fast facts for the ER nurse: Emergency room orientation in a nutshell.2nd.New York: Springer,2013.

［5］Canstantino R, Crane P,Young S. Forensic nursing: Evidencebased principles and practice.1st. Philadelphia: FA. Davis,2012.

［6］Dolan B,Holt L. Accident and emergency Theory into practice.3rd. London: Bailliere Tindall Elsevier,2013.

［7］Emergency severity index（ESI）. A triage tool for emergency department.Rockville: Agency for Healthcare Research and Quality,2013.

［8］Emergency Nurses Association. Certified pediatric emergency nurse CPEN review manual.1st. Burlington: Jones & Bartlett Learning,2011.

［9］Emergency Nurses Association. Trauma nursing core course.7th. Des Plaines: Author,2012.

［10］Emergency Nurses Association. Emergency nursing pediatric course. 5th. Des Plaines: Author.

［11］Engle JK. Mosby's pocket guide series Pediatric assessment.5th. St. Louis: Mosby Elsevier,2006.

［12］Hammer RM, Moynihan B, Pagliaro EM. Forensic nursing:A handbook for practice. Burlington: Jones & Bartlett Learning,2013.

［13］Hammond BB.Sheehy's manual of emergency care.7th. St. Louis: Elsevier,2013.

［14］Hazinski M. Nursing care of the critically ill child.3rd.St. Louis: Elsevier Mosby,2013.

［15］Hockenberry M, Wilson D, Rodgers CC. Wong's essentials of pediatric nursing.10th. St. Louis: Elsevier,2017.

［16］Holleran RS. ASTNA patient transport: Principles & practice.4th. St. Louis: Mosby Elsevier,2010.

［17］Kent KM. Trauma certified registered nurse（TCRN）examination review. New York: Springer,2017.

［18］Lippincott Williams, Wilkins. Lippincott's Q & A certification review: Emergency nursing.2nd.Philadelphia: Wolters Kluwer,2013.

［19］Lynch VA, Duval JB. Forensic nursing science.2nd.St. Louis: Elsevier Mosby, 2011.

［20］McQuillan KA. Trauma nursing: From resuscitation through rehabilitation.4th. St. Louis: Saunders Elsevier,2009.

［21］Muscari ME, Brown KM. Quick reference guide to child and adolescent forensics. New York: Springer,2010.

［22］Oliver MM. Pediatric nursing made incredibly easy.2nd. Philadelphia: Wolters Kluwer Health,2015.

［23］Proehl JA. Emergency nursing procedures.4th. St. Louis: Saunders Elsevier, 2009.

［24］Richardson B. Pediatric success: A course review applying critical thinking to test taking.2nd. Philadelphia: FA Davis,2014.

［25］Solheim J. Emergency nursing: The profession, the pathway, the practice. Indianapolis: Sigma Theta Tau International,2016.

［26］Sweet V. Emergency nursing core curriculum.7th.St. Louis: Elsevier, 2017.

［27］Tcheschlong B, Jauch A.Emergency nursing made incredibly easy.2nd. Philadelphia: Wolters Kluwer,2015.

［28］Thomas DO, Bernardo L. Core curriculum for pediatric emergency nursing. 2nd. Des Plaines: Emergency Nurses Association,2009.

［29］Urden LD, Stacy KM, Lough ME. Critical care nursing Diagnosis and management.8th. St. Louis: Elsevier.

参考文献

缩写	英文	中文
A/C	assist-control ventilation	辅助 / 控制通气
AAP	American Academy of Pediatrics	美国儿科学会
ABC	airway，breathing，circulation	开放气道，人工呼吸和人工循环
ABG	arterial blood gas	动脉血气分析
AHA	America Heart Association	美国心脏协会
ACEP	American College of Emergency Physician	美国急诊医师协会
ACLS	advanced cardiac life support	心脏高级生命支持
ACS	abdominal compartment syndrome	腹腔间隔室综合征
ACT	activated clotting time	活化凝血时间
AED	automated external defibrillator	自动体外除颤仪
AIDS	acquired immunodeficiency syndrome	获得性免疫缺陷综合征
AMS	altered mental status	意识状态改变
AP	anterior-posterior	前后径
ASA	acetylsalicylic acid	阿司匹林（乙酰水杨酸）
AT	atrial tachycardia	房性心动过速
AV	atrioventricular	房室
AVPU	alert，verbal，pain，unresponsive	警觉、声音、疼痛、无反应
BAC	blood alcohol concentration level	血液酒精浓度
BSA	body surface area	体表面积
BUN	blood urea nitrogen	血尿素氮
Ca^{2+}		钙离子
CBC	complete blood count	全血细胞计数
CDC	Centers for Disease Control and Prevention	疾病预防控制中心

缩写	英文	中文
CI	cardiac index	心排血指数
Cl⁻		氯离子
CNS	central nervous system	中枢神经系统
CO	carbon monoxide	一氧化碳
CO	cardiac output	心排血量
COPD	chronic obstructive pulmonary disease	慢性阻塞性肺疾病
CPAP	continuous positive airway pressure	持续气道正压通气
CPP	cerebral perfusion pressure	脑灌注压
CPR	cardiopulmonary resuscitation	心肺复苏
CRP	C-reactive protein	C 反应蛋白
CT	computer tomography	计算机断层扫描术
CV	cardiovascular	心血管
CV	control ventilation	控制通气
CVAD	central venous access device	中心静脉通路装置
CVC	central venous catheter	中心静脉导管
CVP	central venous pressure	中心静脉压
DBP	diastole blood pressure	舒张压
DIC	disseminated intravascular coagulation	弥散性血管内凝血
DKA	diabetic ketoacidosis	糖尿病酮症酸中毒
DTR	deep tendon reflex	深肌腱反射
ECG	electrocardiogram	心电图
ED	emergency department	急诊科
EDD	expected date of delivery	预产期
EEG	electroencephalogram	脑电图
EF	ejection fraction	射血分数
EMS	emergency medical service	紧急医疗服务

缩写	英文	中文
ENA	Emergency Nurses Association	急诊科护士协会
ESI	emergency severity index	急诊严重指数
ET	endotracheal	导（气）管内的
$ETCO_2$	end-tidal carbon dioxide	呼气末二氧化碳
FAST	focused assessment with sonography for trauma	创伤重点超声评估法
FDA	Food and Drug Administration	食品药品监督管理局
Fe^{2+}		铁离子
FHR	fetal heart rate	胎心率
FiO_2	fraction of inspired oxygen	吸入氧浓度
FLACC	face, legs, activity, cry, consolability	面部表情，腿部，活动，哭闹，可安慰性
FOM	foramen of Monro	Monro 孔（室间孔）
FT_4	free T_4	游离 T_4
GA	genetic algorithm	遗传评估
GCS	glasgow coma scale	格拉斯哥昏迷评分
GFR	glomeruar filtration rate	肾小球滤过率
GI	gastrointestinal	胃肠道
GTPAL	gravida, term, preterm, abortions, living	妊娠次数，足月次数，早产次数，堕胎次数，现存活数
GU	genitourinary	泌尿生殖系统
H	heart	心脏
Hb	hemoglobin	血红蛋白
HbA1c	glycosylated hemoglobin	糖化血红蛋白
HC	head circumference	头围
HDL	high density lipoprotein	高密度脂蛋白

缩写	英文	中文
HFV	high-frequency ventilation	高频通气
HHNS	hyperosmolar hyperglycemic nonketotic syndrome	糖尿病非酮症高渗综合征
HIV	human immunodeficiency virus	人类免疫缺陷病毒
HR	heart rate	心率
hs-CRP	hypersensitive C-reactive protein	超敏 C 反应蛋白
IA	intra-arterial	动脉内注射
IABP	intra-aortic balloon pump	主动脉内球囊反搏术
IAD	incontinece-associated dermatitis	失禁相关性皮炎
IAH	intra-abdominal hypertension	腹内高压
ICD	implantable cardioverter defibrillator	植入式心脏复律除颤器
ICP	intracranial pressure	颅内压
ICS	intercostal space	肋间隙
IFR	inspiratory flow rate	吸气流速
ILV	independent lung ventilation	独立肺通气
INR	international normalized ratio	国际标准化比值
IO	intraosseous	骨髓腔内注射
IPV	intimate partner violence	亲密伴侣暴力
IRV	inverse ratio ventilation	反比通气
ITD	intertriginous dermatitis	损伤性皮炎
IV	intravenous injection	静脉注射
JNC	Joint National Committee	美国国家联合委员会
Jump START	jump simple triage and rapid transport	Jump 简便分诊和快速治疗
JVD	jugular vein distention	颈静脉怒张
LAD	left anterior descending	左前降支
LCA	left coronary artery	左冠状动脉

缩写	英文	中文
LD	lactate dehydrogenase	乳酸脱氢酶
LDL	low density lipoprotein	低密度脂蛋白
LGTBQ	lesbian, gay, transsexual, bisexual, queer	女同性恋、男同性恋、变性人、双性恋和同性恋患者
LMP	last menstrual period	最后一次月经期
LOC	level of consciousness	意识水平
LVO	large vascular occlusion	大血管闭塞
MAP	mean arterial pressure	平均动脉压
MARSI	medical adhesive related skin injury	医用黏合剂相关皮肤损伤
MASD	moisture associated skin damage	潮湿环境相关性皮炎
MAT	multifocal atrial tachycardia	多源性房性心动过速
MCL	modified chest lead	改良的胸导联
Mg^{2+}		镁离子
MH	malignant hyperthermia	恶性高热
MI	myocardial infarction	心肌梗死
MOI	mechanism of injury	受伤机制
MONA	morphine, oxygen, nitroglycerin, aspirin	吗啡，氧气，硝酸甘油，阿司匹林
MTBI	mild traumatic brain injury	创伤性脑损伤
Na^+		钠离子
NAPA	N-acetylprocainamide	N–乙酰普鲁卡因胺
NIBP	non-invasive blood pressure	无创测压法
NIH	National Institutes of Health	美国国立卫生研究院
NIHSS	National Instiues of Health Stroke Scale	国立卫生研究院卒中量表
NPH	neutral protamine hagedorn	中性胰岛素

缩写	英文	中文
NPO	non per os（拉丁语）	禁食水
NRS	numeric rating scale	数字评分表
NSAID	nonsteroidal antiinflammatory drug	非甾体抗炎药
NSS	normal saline solution	生理盐水溶液
NYHA	New York Heart Association	美国纽约心脏协会
PA	pulmonary artery	肺动脉
PAC	premature atrial contraction	房性期前收缩
$PaCO_2$	partial pressure of carbon dioxide	动脉血二氧化碳分压
PACU	postanesthesia care unit	恢复室（麻醉后护理病房）
PAD	pulmonary artery diastolic	肺动脉舒张
PAM	pulmonary artery mean	肺动脉平均值
PaO_2	partial pressure of oxygen	氧分压
PAP	pulmonary artery pressure	肺动脉压
PAS	pulmonary artery systolic	肺动脉收缩
PAT	paroxysmal atrial tachycardia	阵发性房性心动过速
PAWP	pulmonary artery wedge pressure	肺动脉楔压
PCP	pentachlorophcnol	五氯酚
PEA	pulseless electrical activity	无脉性电活动
PEEP	positive end-expiratory pressure	呼气末正压
$PETCO_2$	pressure of end-tidal carbon dioxide	呼气末二氧化碳分压
PICC	peripherally inserted central catheter	经外周静脉置入中心静脉导管
PIP	peak inspiratory pressure	吸气峰压
PJC	premature junctional contraction	交界性期前收缩
PMH	past medical history	既往病史
PMI	point of maximal impulse	心尖搏动最强点

缩略词

缩写	英文	中文
PPE	personal protective equipment	个人防护装备
PPT	partial prothrombin time	部分凝血酶原时间
PPV	positive-pressure ventilation	正压通气
PSV	pressure support ventilation	压力支持通气
PSVT	paroxysmal supraventricular tachycardia	阵发性室上性心动过速
PT	prothrombin time	凝血酶原时间
PVC	premature ventricular contraction	室性期前收缩
pVT	polymorphous ventricular tachycardia	无脉性室性心动过速
RAOE	rapid artery occlusive evaluation	快速动脉闭塞评估
RAP	right atrial pressure	右心房
RASS	Richmond agitation-sedation scale	Richmond 躁动 – 镇静评分法
RCA	right coronary artery	右冠状动脉
ROM	range of motion	活动范围
ROSC	return of spontaneous circulation	自主循环恢复
RR	respiratory rate	呼吸频率
RSV	respiratory syncy-tial virus	呼吸道合胞病毒
RTS	revised trauma score	改良创伤评分
RV	right ventricular	右心室
SA	sinoatrial	窦房
SAH	subarachnoid hemorrhage	蛛网膜下腔出血
SaO$_2$	arterial blood oxygen saturation	动脉血氧饱和度
SB	sinus bradycardia	窦性心动过缓
SBP	systolic blood pressure	收缩压
SI	Système International d'Unités	国际单位制
SIMV	synchronous intermittent mandatory ventilation	同步间歇指令通气

缩写	英文	中文
SpO_2	oxygen saturation	血氧饱和度
ST	sinus tachycardia	窦性心动过速
START	simple triage and rapid treatment	简便分诊和快速治疗
STEMI	ST-segment elevation myocardial infarction	ST 段抬高型心肌梗死
SV	stroke volume	每搏输出量
SvO_2	mixed venous oxygen saturation	混合静脉血氧饱和度
T	trauma	创伤
TBSA	total body surface area	体表总面积
TEG	thromboela-stogram	血栓弹力图
tPA	tissue-type plasminogen activator	组织型纤溶酶原激活物
TSH	thyroid-stimulating hormone	促甲状腺激素
TT_4	Total T_4	总 T_4
TV	tidal volume	潮气量
UVC	umbilical venous catheter	脐静脉导管
VAS	visual analogue scale	视觉模拟评分量表
V_E	minute ventilation volume	分钟通气量
VF	ventricular fibrillatioin	心室颤动（简称室颤）
VLDL	very low density lipoprotein	极低密度脂蛋白
VT	ventricular tachycardia	室性心动过速
β-HCG	β-human chorionic gonadotropin	β 人绒毛膜促性腺激素

缩略词

索 引